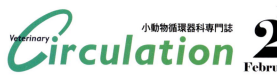

小動物循環器科専門誌

No. 28 February 2019

CONTENTS

特集1 猫の心筋症の治療

監修　岩永孝治

1. 大学での取り組み ……………… 04
   合屋征二郎
2. 連携病院がある場合の取り組み …… 23
   平川　篤
3. 循環器専門病院での取り組み …… 31
   柴﨑美佳
4. 猫専門病院での取り組み ……………… 43
   山本宗伸

特集2 循環器疾患の栄養管理

監修　佐藤貴紀

1. 循環器疾患と栄養管理（総論）… 62
   坂根　弘
2. 慢性心不全の犬における栄養状態の評価と悪液質への対応 ………… 71
   德本一義
3. 循環器疾患のある肥満症例の栄養管理 ……………………………… 78
   鈴木武人
4. 循環器疾患のある患者のホームメード食およびサプリメントの利用
   ① 犬用ホームメード食 ……………… 88
   清水いと世
   ② サプリメントの役割 ……………… 93
   工藤美保

理解度チェックテスト ……………… 140

連載

CASE STUDY 26 ……………………… 52
第3度房室ブロックによる失神を繰り返す症例に対し，ペースメーカー植込みを行った1例
高橋新音

CASE STUDY 27 ……………………… 97
心原性肺水腫および胸水貯留の末梢循環不全を併発した肥大型心筋症の猫の1例
望月庸平

いまさらですが，心電図を。15 ……… 104
STとTがヘン!
監修　福島隆治

はじめての心エコー MR評価への道 10 …… 112
血流の観察と計測 その③
田口大介

日本獣医循環器学会
獣医循環器認定医プログラム 21 ……… 121
講座12　腎臓における血圧調節
山野茂樹

海外文献情報
Veterinary Circulation Research ……… 131
井坂光宏

雑誌「Veterinary Circulation」休刊のお知らせ …… 02

デジタル版動画配信中！

本誌デジタル版では，動画を配信しています。下記の動画アイコンがついている画像では動画がご覧になれますので，日々の診療にぜひご活用ください。

ID・パスワードは，デジタル版のトップページをご確認ください。

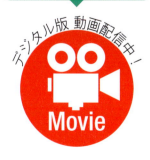

※本誌に記載されている薬品・機器の使用にあたっては，能書あるいは商品説明書を再度ご確認ください。なお，記事には動物用医薬品または動物用医療機器として本邦で未承認のものも掲載されています。あらかじめご了承ください

2019年2月15日

読者の先生方へ

株式会社インターズー

代表取締役社長　西澤行人

雑誌「Veterinary Circulation」休刊のお知らせ

拝啓

　向春の候，先生方にはますますご清祥のこととお喜び申し上げます．また，平素より格別のご高配を賜り，厚くお礼申し上げます．

　さて，2012年5月に創刊されて以来，先生方からご支援をいただいてまいりました「Veterinary Circulation」は，本号（第28号）をもちまして休刊いたします．

　「小動物の高齢化」の現状を踏まえ「救急患者への対処」「検査技術の習熟」さらには「長期にわたる疾患のコントロール」などへの対応が求められる小動物循環器診療において，読者への的確な診断および治療のための深い知見の提供を通して，小誌は診療の一助となるべく，その役割を担ってきたと自負しております．

　しかしながら，正確さに加えスピードが求められる時代に，この小動物循環器診療の情報を即時的な方法でご提供することが，臨床獣医師の先生方へのニーズに，よりお応えできると考え，今回の判断に至りました．

　弊社では，「Veterinary Circulation」刊行を通して培われた経験・コンテンツのストックを活かし，今後は，即時性のあるオンラインによる情報提供も見据えながら，弊社刊行の他雑誌・書籍（MOOKを含む）・映像等により，引き続き小動物循環器診療の有益な情報を提供していく所存です．

　先生方の永年のご愛読に心から感謝申し上げますとともに，突然の休刊のご案内にて大変恐縮ではありますが，ご理解賜りますようお願い申し上げます．

敬具

特集 1
猫の心筋症の治療

監修にあたって

　心筋症は，1995 年に WHO/ISFC により心機能不全に関連した心筋疾患と定義されている。人においては心筋症の遺伝子検査が進んでおり，2006 年にはアメリカ心臓病学会(AHA)による新分類が発表され，遺伝子が原因である心筋症とそうでない心筋症とで分類しており，イオンチャンネル病も心筋症に入っている。2008 年にはヨーロッパ心臓病学会(ESC)が新分類を発表し，これは臨床現場で使用しやすい家族性かどうかで分類し，原発性心筋症と二次性心筋症を分けていない。

　猫の心筋症においては，遺伝子変異が肥大型心筋症で報告されており，人と同様に遺伝子疾患である可能性が示唆されている。しかし，猫の肥大型心筋症における臨床現場での遺伝子検査の価値は十分に検討されていない。また，人の心筋症と違い，拘束型心筋症が猫では多く，その原因は依然として不明である。猫の心筋症はほとんど原因がわかっていないため，根本的な心筋症の治療にはほど遠く，AHA や ESC が発表した詳細な分類方法も使用できないことが多い。しかし，猫の心筋症治療の発展のためには，人の分類法を理解しそれをヒントにして原因を追究し，診断や治療につなげることは重要である。

　猫の心筋症による心不全の多くは左室拡張不全であり，その診断には心エコー図検査が必須である。治療は血管拡張薬とループ利尿薬が中心となるが，近年は強心血管拡張薬であるピモベンダンを使用することも多くなっている。また，左室拡張不全の病態であっても，血栓塞栓症を併発して後負荷が上昇したり，ショック状態に陥り循環動態が急激に変化することもあるため，その対処を行う必要もあり，病態を詳細に把握することが重要である。

　今回の特集では大学や専門病院などの異なる診療施設で活躍されている先生方に猫の心筋症についての考え方，診断や治療方法を提示していただいた。猫の心筋症に対する診断や治療のガイドラインがなく，それぞれの施設での診断や治療方法に制限や違いがある。読者が今回の特集で得られる知識によって猫の心筋症の診断と治療につなげていただければ幸いである。

岩永孝治
Iwanaga, Koji
東京動物心臓病センター

特集 1

猫の心筋症の治療

大学での取り組み

合屋征二郎
Goya Seijirow

point

- 肥大型心筋症と診断する前に二次性心筋症の除外診断は必ず実施する。
- 僧帽弁収縮期前方運動は予後良好な指標と報告されているが，見つけたら積極的に治療する。
- 早期発見・早期治療介入に心エコー図検査は有用である。

はじめに

　東京農工大学では心エコー図検査を中心とした診断，重症度判定，治療効果判定，予後の予測を行っていることが特徴である。動物における心疾患は，臨床徴候を示さない時期が比較的長いのが特徴で，徴候を呈するようになった段階ではすでに予後が悪い場合が多い。このため臨床徴候発現前にどれだけ早期発見・早期治療できるかが循環器医の腕の見せどころである。聴診や心電図検査，胸部X線検査はもちろん大切であるが，残念ながらこれらの検査では心筋症の病態を正確にとらえることができない。

　当院では既存の心エコー図検査はもちろん，少し変わった心エコー図検査法や最新の心エコー図検査法なども活用して，治療の必要性の有無の判断や治療方針の決定に利用している。

猫の心筋症の分類

　猫の原発性(特発性)心筋症は肥大型心筋症(HCM)，拡張型心筋症(DCM)，拘束型心筋症(RCM)，不整脈源性右室心筋症，分類不能心筋症に分類される。さらに高血圧や糖尿病，甲状腺機能亢進症などによって二次的に心筋の求心性肥大などの心筋障害を起こすものを二次性(続発性)心筋症という。まず，基本的には左室肥大を呈さないDCMとRCMの診断基準を記載する。

DCM

　心筋の器質的変化による心室の収縮機能低下と内腔の拡張を特徴とする，進行性かつ予後不良の心筋症である。心エコー検査にて左室内径短縮率(FS)が低く(35%以下[1]もしくは28%以下[2])かつ左室収縮末期内径が14 mm以上で[2]，その他の心血管疾患が認められない場合に診断される。

　猫のDCMは主にタウリン欠乏性と特発性に分類される。タウリン欠乏性DCMの場合，うっ血性心不全を乗り越えれば経口タウリン補給で予後良好(3～16週間で改善)であるが[3]，特発性DCMの場合には生存期間の中央値が約12日と予後不良である[2]。近年，タウリンに反応しない特発性DCMの猫に対してピモベンダンを投与することにより，生

存期間中央値を約49日に延長させることができたという報告がなされている[2]。また，この報告ではFSが20％を下回る症例や低体温の症例ほど予後が悪いことも報告されている。いずれにしろDCMの予後は非常に悪い。低タウリン血症の有無にかかわらず，タウリンの投与によって心収縮能が改善されることも報告されているため，DCMが疑われる場合には速やかにタウリン投与を開始すべきである[1]。後述するHCMの中には最終的にDCMのような病態を呈する拡張相HCMが存在するが，予後はDCMと同程度に不良である。

RCM

病理学的にはRCMでも左室肥大を呈するものもあるが，臨床的なRCMの診断基準は「①正常もしくはそれに近い左室壁厚，②正常あるいは軽度に減少した収縮能を有するrestrictiveな循環動態，③重度左房or両心房拡大」である[4]。②のrestrictiveな循環動態とは僧帽弁流入時の拡張期充満パターン($E/A > 2.0$)や組織ドプラ法におけるEmの低下，肺静脈血流S/D比の低下などによって疑われる。HCMの生存中央値865日に比べてRCMの生存中央値は273日と短いことが報告されているため[5]，「RCMなのかHCMなのかの鑑別が重要である」と考える専門家もいるが，筆者は臨床的にこれらの鑑別はさほど重要でないと考えている。この生存中央値の違いはRCMの診断基準が「左房の拡大」を満たすためであり，必然的にHCMの診断基準よりも予後不良因子を内包しているからである。重症度評価や治療法に関してはHCMと同じと考えて差し支えない。

猫の二次性心筋症

心エコー図検査で心筋肥大が認められた場合，HCMなのか二次性心筋症なのかの鑑別が重要となる。猫の二次性心筋症の主な原因として全身性高血圧，甲状腺機能亢進症，糖尿病や腎不全があげられる。これらの疾患も左室の求心性肥大を引き起こすことが知られている。二次性心筋症の猫の予後は原発性よりも良好であることが多いが，原疾患への対応が適切に管理されていない場合，予後不良になりうる[5]。

Case Presentation

症例1 高血圧性二次性心肥大を呈した猫の1例

症例

雑種猫，避妊雌，15歳，体重3.62kg

主訴

この半年で活動性の低下およびふらつきが認められ，近医にてBUNの高値を指摘されて本院に紹介された。

身体検査

体温38.4℃，心拍数195回/分，心雑音は認められなかった。

血圧測定

オシロメトリック法にて計測した安定した3回の値の平均値は，収縮期血圧が239mmHg，拡張期血圧が176mmHg，平均血圧が200mmHgであった。

血液検査

血液生化学検査にてBUNおよびCreが基準値より

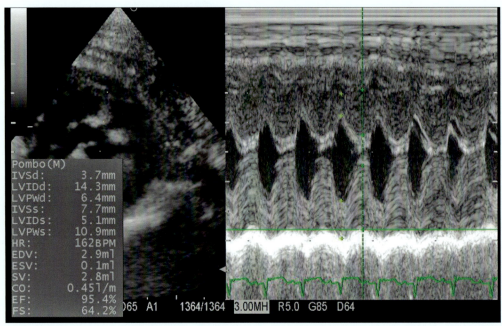

図1 初診時の右傍胸骨短軸像腱索レベルにおけるMモード心エコー図
左室自由壁は肥大し、FSは亢進していた。

表1 血液検査所見

項目	値
WBC ($\times 10^2/\mu L$)	133
RBC ($\times 10^4/\mu L$)	747
Hb (g/dL)	11.8
Ht (%)	31.8
Plt ($\times 10^4/\mu L$)	42.7
Glu (mg/dL)	160
BUN (mg/dL)	54.9
Cre (mg/dL)	2.0
ALT (U/L)	53
ALP (U/L)	93
T-cho (mg/dL)	132
TP (g/dL)	7.1
T_4 (μg/dL)	2.0
FT_4 (ng/dL)	1.2

も高値を示した（**表1**）。全血球計算（CBC）および血中甲状腺ホルモン値は正常範囲内であった。

心エコー図検査

左室の求心性肥大（拡張末期左室自由壁厚6.4 mm）およびFSの亢進（64.2％）が認められた（**図1**）。左室拡張末期内径は14.3 mmであった。LA/Aoは1.2と左房拡大はみられなかった。

仮診断

以上の検査所見より高血圧性二次性心肥大を疑った。アラセプリル（3.0 mg/kg，1日1回），アムロジピン（0.05 mg/kg，1日1回），カルベジロール（0.1 mg/kg，1日1回）を処方した。

経過

第84病日，活動性はやや改善した。血圧は収縮期血圧183 mmHg，拡張期血圧135 mmHg，平均血圧152 mmHgに低下しており，心エコー図検査にて拡張末期左室自由壁厚（5.0 mm）とFS（47.3％）も低下が認められた（**図2**）。また，左室拡張末期内径は拡大していた（16.3 mm）。BUN（32.2 mg/dL）とCre（1.7 mg/dL）は基準範囲内まで低下した。

診断

以上の経過より本症例は高血圧性二次性心肥大であったと診断した。

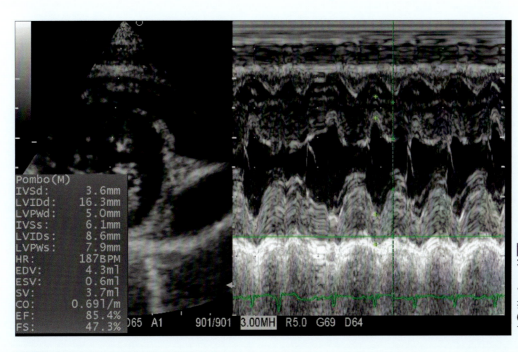

図2 第84病日の右傍胸骨短軸像腱索レベルにおけるMモード心エコー図
拡張末期左室自由壁厚は6.4 mmから5.0 mmに低下していた。

症例の考察

　本症例は拡張末期の左室自由壁厚が6.0 mmを超えており，左室肥大を呈していた。血液検査より糖尿病と甲状腺機能亢進症の可能性は低かった。本症例では腎数値が基準値を超えていたが，その程度は軽度であり，心肥大を起こす原因とは考えにくかった。一方，全身血圧は非常に高く，アメリカ獣医内科学会（ACVIM）のリスク分類Ⅳ（臓器障害のリスクが重度）であった。したがって本症例では高血圧性二次性心肥大が強く疑われた。ここで注意すべきはHCMに続発して高血圧を呈するようになる症例がいるということである。高血圧性二次性心肥大の場合は降圧薬によって左室肥大が改善することがあるが，HCMに続発する高血圧の場合は降圧薬でも左室の肥大は改善しない。したがって本症例でも，降圧薬による左室肥大の軽減を確認した後，高血圧性二次性心肥大と診断した。また高血圧性二次性心肥大は極端にsevereな高血圧で発生し，HCMに続発する高血圧はmild to moderateな高血圧が多いと筆者は感じるが，はっきりとしたエビデンスはない。

HCM

　臨床的なHCMの診断基準は「甲状腺機能亢進症，全身性高血圧，または大動脈弁狭窄症の存在なしに拡張末期の左室壁厚が6 mm以上となる」である[6]。HCMの猫のうち左室流出路閉塞（LVOTO）をともなうものを閉塞性肥大型心筋症（HOCM）と呼ぶ。HOCMでは狭小化した流出路を血液が通過する際に血流速の上昇が認められるため，流出路に陰圧が発生する。この陰圧が僧帽弁前尖を引き込むことで僧帽弁前方運動（SAM）が発生し，僧帽弁逆流（MR）が発生する。また，乳頭筋の前方偏位および前尖中央部に付着する腱索のたるみもSAMの機序の一つとされている。

SAM をどう考える？

この SAM について人医療では「SAM はネガティブな予後指標である」とされているが[7]，獣医療では「SAM がある症例のほうが生存期間は長い」とする報告が多数あり[8-10]，SAM の存在の是非について明確なコンセンサスは得られていない。

Payne らは SAM がうっ血性心不全（CHF）の猫ではあまり一般的ではなく，CHF の猫または無症候性猫の生存予後指標ではないことを報告した[10]。SAM を有する猫は失神または運動時開口呼吸を呈するものの，CHF 猫と比較して死亡リスクが低下すると考察している[10]。

これらの報告を踏まえ，以下に筆者の考えを示す（図3）。

SAM の発生は過剰な左室収縮性（Contractility）が一因である。言い換えれば SAM を呈する心臓とはまだ十分な Contractility を有する心臓である。心筋が弱り，Contractility が低下すると SAM が消失し，心不全症状を呈するものと考えられる。ゆえに予後不良な CHF の猫において SAM はあまり認められない。そして拡大した左房において MR が消失すると血流は停滞して動脈血栓塞栓症（ATE）のリスクが上がる。ゆえに「SAM がない心筋症は予後が悪い」という結果に至ると考えている。もちろんこれは一つのモデルケースであり，ここにさらに僧帽弁装置の位置異常や左室のジオメトリなどの関与も考慮しなければならない。

一方，SAM を有し，臨床徴候（例えば，運動時開口呼吸）を示す猫がいるが，これは前方拍出量低下や拡張不全などの病態が加わって発生しているものと筆者は考えている。またヒトでいう狭心症様胸痛の1つではないかとする説もある[10]。このようなケースは比較的生存中央値は長く，特に子猫で認められた場合には成長とともにこの臨床徴候は消失することがある。しかしながらこれらの臨床徴候は猫の QOL を低下させ，飼い主にとっても大きなストレスとなる。また，SAM による MR は左房の拡大を招き，将来的なリスク因子となりうるため，重篤な左房拡大を引き起こす前の SAM は可能な限り治療すべきであると筆者らは考えている。

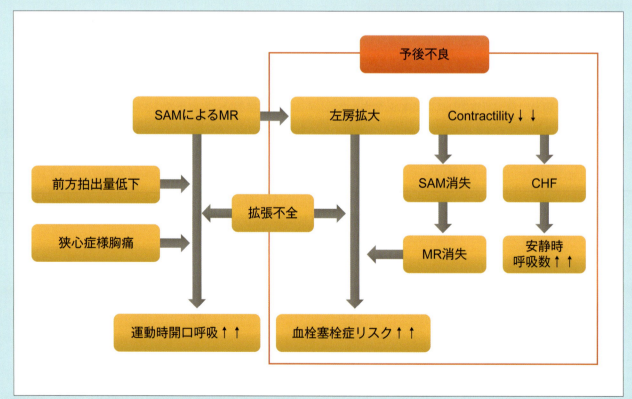

図3　SAM の有無によって引き起こされる現象のまとめ
SAM がある場合，運動時開口呼吸を呈する場合があるが，生命予後は悪くない。収縮能が低く，SAM がなく，左房拡大がある場合，生命予後は悪い。

心筋症の治療

心筋症の内科的治療は症状の有無やSAMの有無,うっ血の程度やATEのリスク度合いによって異なる。

無症候性

ACE阻害薬はHCMの拡張機能障害を改善すると報告されており[11],安全性も確認されている[12]。しかしこれまでのところ,無症候性HCMの猫の生存期間や無病期間を延長するなどの有益な効果は確認されていない[11, 13]。

β遮断薬は心拍数の低下および抗不整脈効果などを有するため,HCM治療薬として期待されているが,有益な効果が確認された研究は残念ながら今のところない。Schoberらの研究では,無症候性HCMの猫に対してアテノロールを投与しても,5年生存率に有意差はみられなかった[14]。

このように現在,無症候性HCMに対して有効性が認められている治療薬は存在しない。したがって,筆者は無症候性のHCMに関しては半年〜1年の定期健診を推奨し,経過観察のみとすることが多い。

HOCM

無症候あるいは運動時開口呼吸を呈し,SAMを有するHOCMに対しては,β遮断薬としてカルベジロール(0.05〜0.1 mg/kg,12時間ごと or 24時間ごと)を処方している。SAMの発生は過剰なContractilityによるベンチュリ効果がその一因であるため,カルベジロールの投与は主にContractilityの低下を目的としている。同じβ遮断薬としてアテノロールがあるが,こちらはαβ遮断作用を有するカルベジロールと異なりβ1選択性である。β遮断は相対的α刺激亢進により,末梢血管抵抗を上げる方向に働く。そのため人医療では,アテノロールはあまりよい評価が得られていない[15]。獣医療においても,無徴候HCMにアテノロールを投与しても5年生存率に影響せず[14],NT-pro-BNPも減少しなかった[16]と報告されている。また,健常猫においてアテノロールは心房収縮機能を損なうことが示され,猫においてATEのリスクを増加させるかもしれないとRiesenらは報告している[17]。以上のことから筆者は,アテノロールよりもカルベジロールを用いている。

カルベジロールを処方する際,筆者は最初目的の半量程度からスタートし,段階的に投与量を上げている。血行動態の劇的な変化は一般状態の悪化(食欲や活動性の低下)を招きやすいため,低用量で有害作用がないことを常に確認している。これまで筆者は,カルベジロールの投与により臨床症状(運動時開口呼吸)の改善を経験してきたが,この治療が生命予後にどれだけ影響があるかは現在調査中である。

HOCMの猫にβ遮断薬を投与する際は,必ずContractilityの低下によるうっ血がないことを確認しなければならない。なぜならばβ遮断薬によるさらなるContractilityの低下によって,うっ血が増悪する可能性があるからである。

うっ血性心不全

ACE阻害薬

ACE阻害薬はCHFの猫に対して日常的に使用されており,猫のCHF治療薬の1つとして98%以上の獣医師が処方している[18]。CHFを呈した猫に対してACE阻害薬が効果的であったとする報告がある[19]。しかしながらエビデンスレベルの高い報告はなく,今後も研究が望まれる。筆者は高血圧や利尿薬が必要な症例に対して使用しているが,優先的には処方していない。CHFの猫は食欲が低下していることが多く,そのような場合にはACE阻害薬の投与は控え,食欲が回復してから投与を再開することを推奨している。

フロセミド

フロセミドはCHF治療の基礎となる治療薬である。フロセミドはCHFの猫に対して臨床的有効性および安全性の面で確立されており,その効果に疑問はない[20]。フロセミド投与によって腎パネルの上昇が認められることがあるが,食欲低下などを引き起こさない限り問題ないと考えている。大切なことは一般状態を良好に保ちつつ心不全症状を抑えることであり,安静時呼吸数のモニタリングなどは非常に重要である。

スピロノラクトン

スピロノラクトンは腎臓においてフロセミドとは異なる部位でナトリウム利尿を誘発することによりフロセミドと相乗的に作用する。したがってフロセミドに追加する第2の利尿

表2 心筋症猫に対する内科的治療

対象	薬剤	投与量	エビデンス	備考
無症候性	なし	—	—	半年～1年の経過観察推奨
HOCM	カルベジロール	0.1 mg/kg/day からスタート	△	収縮能低下時には使用しない
CHF	ACE 阻害薬	各 ACE 阻害薬の規定量に従う	△	
	フロセミド	1.0 mg/kg/day から状態によって増減	◎	
	スピロノラクトン	2.5 mg/kg/day	△	メイン・クーンの潰瘍性皮膚炎
	トラセミド	0.1 mg/kg/day から状態によって増減	○	
	ピモベンダン	0.25 mg/kg, 12 時間ごと	○	HOCM に対しては注意して投与
ATE 予防	アスピリン	5 mg/頭, 72 時間ごと	○	
	クロピドグレル	18.75 mg/頭, 24 時間ごと	◎	悪心と嘔吐に注意
	低分子ヘパリン	100 U/kg, 12 時間ごと	△	
	リバーロキサバン	1.0 mg/kg, 24 時間ごと	—	

薬として関心がもたれている[20]。しかし残念ながら，心筋症による CHF の猫に対するスピロノラクトンの効果はいまだはっきりしていない。2017 年に James らは心筋症による CHF 猫を対象にスピロノラクトンを既存治療に加えることの有用性を調べた[21]。この報告ではスピロノラクトンが生存期間を有意に延長させるような結果が一見認められるが，プラセボ群に「痩せ気味である」「不整脈が多発」「左房が大きい」などのネガティブ因子が偏っており，それがプラセボ群での予後不良につながったと James らも疑っている（**図4**）。したがってこの報告をもってしてスピロノラクトンの有用性を述べることは早計である。さらにスピロノラクトンはメイン・クーン種の HCM において重度の潰瘍性皮膚炎を引き起こす可能性が指摘されており[22]，メイン・クーン種における使用には注意が必要である[20]。

トラセミド

フロセミドと同様にトラセミドは強力なループ利尿薬である。フロセミドは 2～3 時間後にピーク利尿作用を示して利尿効果は 6 時間後に失われるが，トラセミドのピーク利尿作用は投与 2 時間後に起こり，12 時間持続する[23]。トラセミドは抗アルドステロン作用も有するためフロセミドの利尿作用に抵抗性を有する CHF 症例に対して効果が期待されている[24]。したがって筆者はフロセミドでコントロール困難な CHF 症例に対してよく使用している。しかしながらエビデンスはまだ不十分であり，今後の研究が望まれる。

ピモベンダン

2014 年に報告された論文では，CHF を呈している HCM の猫にピモベンダンを投与したところ有意に生存期間を延長させたと報告している（**図5**）[25]。この報告は retrospective ではあるものの，左房サイズ・不整脈・腎障害などの程度が両群で同じであり，十分な数で検討しているなど，結果の信頼性が非常に高い。したがって，CHF を呈している HCM に対してピモベンダンは非常に有用であり得る。この報告では HOCM も含んではいるがその数は少ないため（ピモベンダン群：27 頭中 5 頭，コントロール群：27 頭中 5 頭），本研究の結果だけから HOCM を有する猫でのピモベンダンの使用に関する確固たる結論は得られない。ある研究では LVOTO と SAM を有する 1 頭の猫に対してピモベンダンを投与したところ，その 2 時間後に頻脈および低血圧を発症したと報告している[26]。HOCM に対するピモベンダンの使用はこのような副作用を十分考慮して慎重に行う必要がある。

血栓症

動脈血栓塞栓症（ATE）は猫の心筋症において一般的な合併症であり，その予防および治療は非常に重要である。本稿では主に予防薬について解説していきたい。

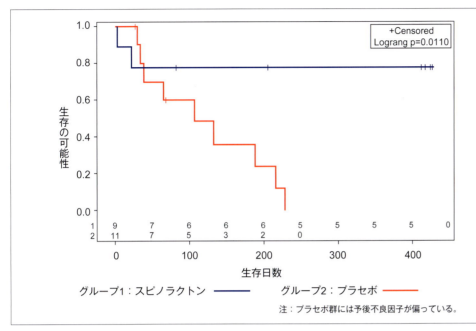

図4 CHFの心筋症猫に対するスピロノラクトンの生存率に対する効果（文献21より引用改変）
一見するとスピロノラクトンの投与によって予後が改善しているように見えるが，プラセボ群には予後不良因子が偏って存在していた。

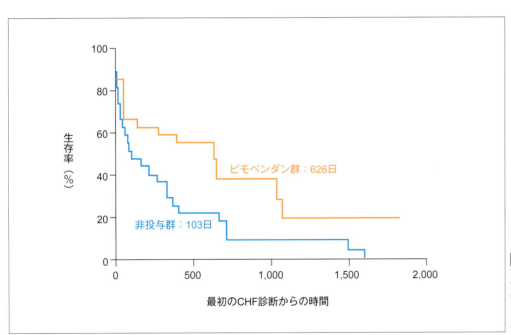

図5 CHFの心筋症猫に対するピモベンダンの生存率に対する効果（文献25より引用改変）
ピモベンダン投与によって生存期間の明らかな延長が認められた。

血栓症予防薬

血栓症予防薬には抗血小板薬と抗凝固薬があり，ATEの猫に対してどちらが好ましいかを明らかにした報告は今のところ存在しない。

抗血小板薬

1）アスピリン

NSAIDsの一種であり，TXA_2の生成を阻害することで血小板凝集抑制作用を示す。1回あたり5mg/頭，72時間ごと[27]。副作用はその他のNSAIDsと共通する。

2）クロピドグレル

ADP受容体阻害薬。1回あたり18.75 mg/頭，24時間ごと。アスピリンとクロピドグレルの有効性を評価する多施設二重盲検・前向き研究FAT CAT studyでは，クロピドグレルを投与した猫のほうが，アスピリンを投与した猫よりも，約8カ月間長く生存したという結果を報告している

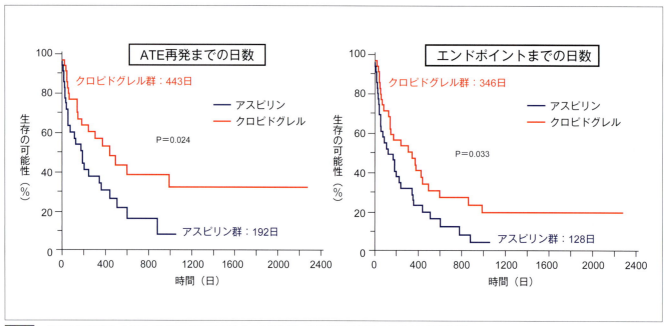

図6 ATEに罹患したことがある猫に対するクロピドグレルの効果（文献28より引用改変）

（図6）[28]。この報告によりここ数年，猫の血栓症予防にはクロピドグレルが頻繁に使われるようになった。しかしながらクロピドグレルは苦味を有しており，猫の中には投与後に嘔吐や悪心を呈することも少なくない。その場合，クロピドグレルの無理な投薬は勧めず，①効果は劣るもののアスピリン内服，②自宅での低分子ヘパリン皮下注射，③リバーロキサバンの試験的使用を代替案として提示している。

抗凝固薬

1）低分子ヘパリン

アンチトロンビン依存性に第Xa因子とトロンビンを阻害することにより抗凝固活性を示す。ダルテパリン100 U/kg SC，12時間ごとからスタート[29]。ただし，より高用量かつ高頻度での投与を推奨する報告もあるため注意が必要である[30]。

2）リバーロキサバン

アンチトロンビン非依存性に第Xa因子を直接的に阻害する，経口投与が可能な新規の抗凝固薬である。1回あたり1.0 mg/kg，24時間ごと。6頭の健康な猫に1.25 mg/頭，2.5 mg/頭，5.0 mg/頭で投与した研究では，出血などの重大な副作用がなく，用量依存性に第Xa因子を抑制したと報告している[31]。現在，心筋症の猫におけるリバーロキサバンとクロピドグレルの血栓症予防効果を調べた臨床試験SUPER-CAT trialが行われており，実際の臨床におけるリバーロキサバンの有用性についてはその結果を待つことになるだろう。

心筋症猫のリスク管理と病態・重症度評価

心筋症由来の死因はCHF（55.7％），ATE（29.1％），突然死（15.2％）である[32]。したがって我々は日々の診療でこれらのリスクを個別に評価し，治療せねばならない。突然死をする症例は失神がリスク因子であり，CHFでは左室のFSの低下が，ATEでは左房のFSの低下がリスク因子であったと報告されている[32]。また，心雑音がない猫のほうが，心雑音がある猫よりも死亡リスクが高い[33]。つまり，「心雑音がないから大丈夫です」とは決して言えず，猫の心筋症は心エコー図検査でなければリスク管理ができないということである。筆者らはさまざまな心エコー指標を用いることでCHFとATEのリスク評価を行っている。

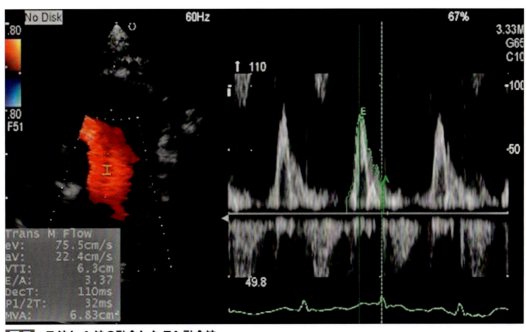
図7 E波とA波の融合したEA融合波

CHFのリスク評価

　CHFの評価において心エコー図検査は重要である。一般的に，左室拡張末期圧の上昇→左房圧の上昇→左房の拡大→静水圧の上昇→肺水腫・胸水貯留・心嚢水貯留といった経過をたどりCHFに至る。心筋症はCHF症状が発現してしまうと予後が急激に悪くなるため，早期の治療介入が望ましい。筆者らは各種心エコー指標を用いることで左房圧の上昇などのうっ血所見をルーチンに評価している。また，これらの指標は治療前後の効果判定を明らかにすることができ，飼い主への説明という点でも非常に有用である。以下に筆者らが使用している心エコー指標について記載する。

組織ドプラ法

E/Em

　左房圧の推定にE波を使用している獣医師は多いと思われる。しかしながらE波は左房圧だけでなく拡張能の影響を強く受けるため，弛緩障害の程度によって正常，弛緩異常，偽正常化，拘束型というパターンをたどる。したがって，E波だけでは正常なのか偽正常化なのかの判断ができない。そのうえ，猫ではE波とA波が融合するEA融合波が頻繁に認められるため（図7），さらに評価を困難にしている。
　Emは組織ドプラ法によって得られる拡張早期の僧帽弁弁輪部長軸方向移動速度である。EmはE波よりも前負荷の影響を受けにくいため，弛緩障害にともなって低下する。したがって，E波の値をEmで除したE/Emは左房圧上昇を推定することができる。また，E/EmはEA融合波であっても左房圧の推定を行うことができる（図8）[34]。筆者らはE/Em<10を左房圧の上昇なし，E/Em10〜15をグレーゾーン，E/Em>15を左房圧の上昇ありとしている[35]。

肺静脈血流波形

　肺静脈血流波形はおおまかに収縮期波（S波），拡張期波（D波），心房収縮波（Av波）からなる（図9）。収縮期には僧帽弁が閉鎖しているが左房への流入は生じている。これは左室収縮にともなって僧帽弁輪が心尖部に牽引されるためであり，左室は左房の拡張を助けている。したがってS波は左室の収縮力を反映する。一方，D波は左室の拡張早期急速流入の時相に一致するので左室の弛緩能に依存し，おおむね左室流入のE波と同様の経過を示す。

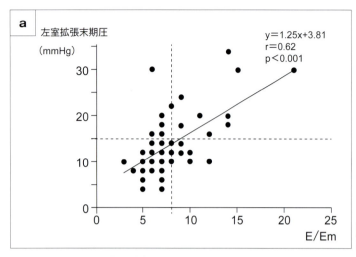

図8a　EA融合波を用いたE/Emと左室拡張末期圧（うっ血指標）の関係性（文献34より引用改変）

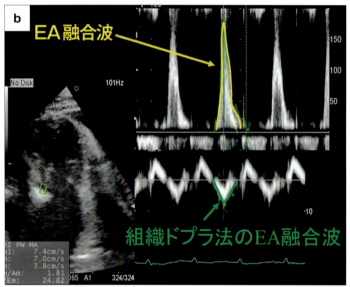

図8b　EA融合波を用いたE/Emの有用性
E波とA波が融合していた場合，組織ドプラ法のEA融合波で除することで通常のE/Emと同じように使用できる。この症例ではE/Emが24.82を示し，重度の左房圧上昇が疑われた。

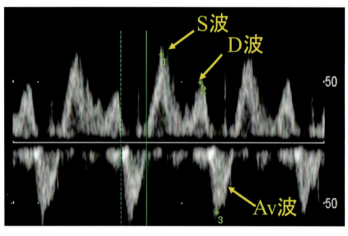

図9　肺静脈血流波形

S/D比

　偽正常化から拘束型の弛緩障害では，S波とD波の比であるS/D比は左房圧が上昇するほど低下する。図10はDCMにドブタミン負荷を行った時の肺静脈血流パターンである。ドブタミン投与前はS/D比が低いが，ドブタミン負荷にともなってS/D比は上昇する。しかしながらS波は収

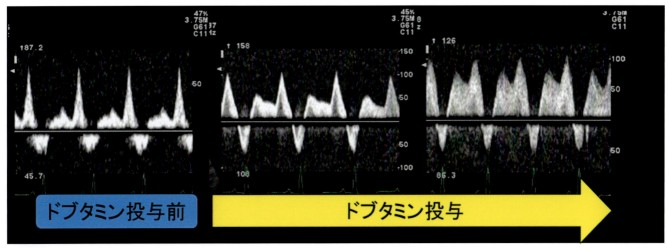

図10 DCMにおけるドブタミン投与前後でのS/D比の変化
ドブタミン投与前，S波は低く，D波は高いためS/D比は非常に低い。ドブタミン投与により収縮能が上がり，うっ血が改善されるとS波は上昇し，S/D比は改善する。

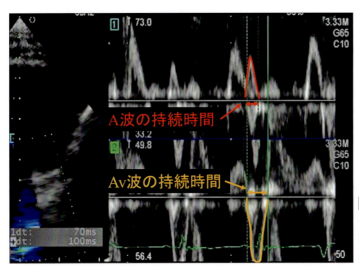

図11 A波の持続時間とAv波の持続時間の差によるうっ血の評価
A波の持続時間（左房から左室へ）は70 ms，Av波の持続時間（左房から肺静脈へ）は100 msを示した。つまり順行性よりも逆行性の血流のほうが多いということである。

縮能に依存するため，HCMやRCMではS/D比は比較的保たれる傾向にある。

Av-A波

Av波は左房から肺静脈へ向かう逆流波である。肺静脈の左房入口部には弁がないため，心房収縮より左房内の血液は左室内と肺静脈に押し出される。Av波は偽正常化から拘束性変化の時期には持続時間が左室流入波形のA波よりも増大する（**図11**）。つまり，うっ血すると左房から左室へ行くよりも左房から肺静脈へと逆流しやすいということである。A波の持続時間＜Av波の持続時間のときうっ血している可能性が高いと報告されており[36]，ヒトではこの差が30 msを超えると予後不良であるとされている[37]。現在筆者らは猫におけるCHFカットオフ値を調査中であるが，この持続時間の差が50 msを超えると予後不良であると考えている。

ATEのリスク評価

まず注意すべきはATEリスクの高いものを「リスクがある」とは言えるが，リスクが低いものを「リスクはない」とは決して言えないということである。例えば，左房拡大はATEの重要なファクターであることが多くの研究で明らかにされており[27, 38]，ATEに罹患した猫のLA/Aoに関する報告では，2.0以上ある猫が57％を占めたとしている[38]。しかしなが

らこの報告では同時に，LA/Ao が 1.63〜1.99 の猫が 14％，1.25〜1.63 が 22％，そして 1.25 未満が 5％と，実に約 40％の血栓症で左房拡大が重度（>2.0）でなくても起こっていると言える。したがって，筆者らは心筋症猫の飼い主に対してどんなに左房拡大が軽度であっても ATE についてのインフォームを欠かしていない。そうしておくことで，万が一 ATE を発症した場合に飼い主が早期に発見でき，適切な管理を行うことが期待されるからである。

ATE 高リスクの症例に対しては積極的に血栓症予防薬の使用を推奨している。これまでの報告をまとめると，ATE リスクが高いのは以下の項目である。1. 過去に血栓症の既往歴がある。2. Spontaneous echo contrast (SEC) や血栓の存在が現在認められる。3. 重度の左房拡大がある。4. 左房の FS が低い[32]。さらに左房内血栓は左心耳の血流動態の低下によって発生するという報告もある[39]。現在筆者らは心臓内の血流動態を可視化する Vector Flow Mapping（動画）を用い，左房内の血流停滞を評価することで将来的な ATE のリスクを予測しようと試みている。

症例 2 Case Presentation

開口呼吸を呈した SAM をともなう HOCM 猫の 1 例

症例
マンチカン，未去勢雄，1 歳齢，体重 4.1 kg

主訴
興奮時に開口呼吸を呈し，去勢手術前の検査にて Levine III/VI の収縮期性雑音が聴取された。

身体検査
体温 38.6℃，心拍数 184 回 / 分

血液検査
特に異常は認められなかった。

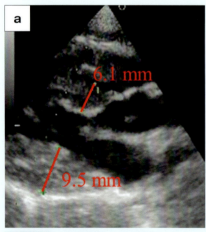

図 12a　右傍胸骨 4 腔断面
左室流出路と自由壁の肥厚が認められる。

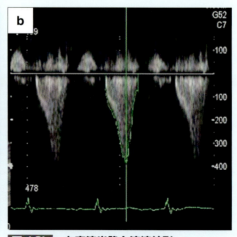

図 12b　左室流出路血流速波形
ピーク速度は約 3.8 m/s と上昇が認められた。

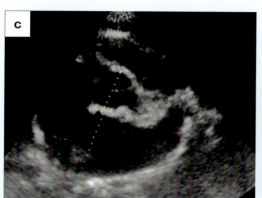

図12c 右傍胸骨短軸像大動脈弁レベル
左心房の軽度拡大が認められた。

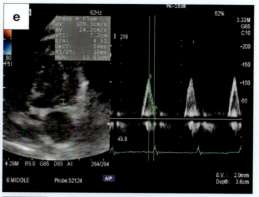

図12e 左側心尖部4腔断面
パルスドプラ法により，左室流入血流を計測したところ，EAは融合しており，EA融合波は109.3 cm/sであった。

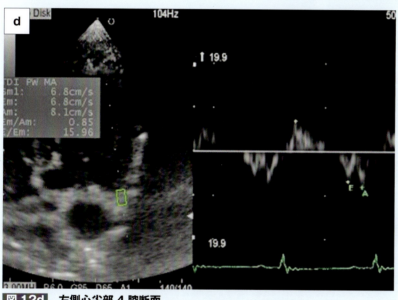

図12d 左側心尖部4腔断面
組織ドプラ法により，E/Emは15.96と15を超えており，左房圧の上昇が疑われた。

心エコー図検査

拡張末期左室流出路壁厚(6.1 mm)と拡張末期左室自由壁厚(9.5 mm)の増大が認められ(**図12a**)，FSは亢進していた(60.8％)。LVOTOとSAMが認められ，左室流出路血流速度は約3.8 m/sであった(**図12b**)。LA/Aoは1.7と左房は軽度に拡大していた(**図12c**)。E/Emは15.96と左房圧の上昇が疑われた(**図12d**)。

診断

以上の結果より本症例はSAMをともなうHOCMであると診断した。SAMの改善を目的にカルベジロール (0.075 mg/kg, BID)を2週間投与し，その後に増量 (0.15 mg/kg, BID)した。

経過

第28病日　開口呼吸は認められなかった。心エコー図検査にて拡張末期左室流出路壁厚(5.8 mm)と拡張末期左室自由壁厚(4.1 mm)の低下が認められ，亢進していたFSは基準範囲内に低下していた(40.1％)。SAMは認められず，左室流出路血流速度は約1.6 m/sに低下していた(**図13a**)。LA/Aoは1.4と低下していた(**図13b**)。E/Emは8.95まで低下していた(**図13c**)。

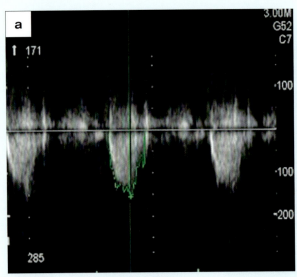

図13a 左室流出路血流速波形
ピーク速度は約1.6 m/sに減少していた。

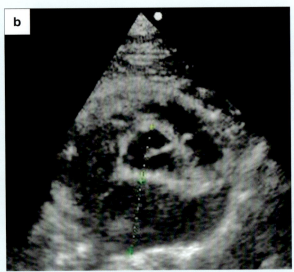

図13b 右傍胸骨短軸像大動脈弁レベル
左房サイズは縮小していた。

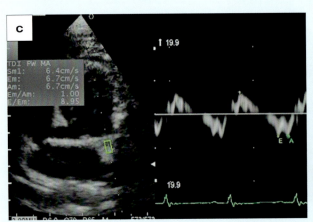

図13c 左側心尖部4腔断面
E/Emは8.95と10を下回っており、左房圧の低下が認められた。

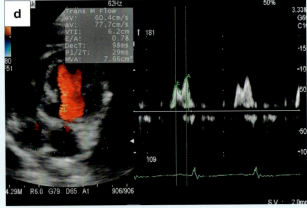

図13d 左側心尖部4腔断面
パルスドプラ法により、左室流入血流を計測したところ、E波とA波は分離しており、E波は60.4 cm/sであった。

症例の考察

本症例はSAMによると思われる開口呼吸と軽度な左房拡大を呈していた。本症例ではLA/Aoが現時点では重度(LA/Ao>2.0)ではないが、左房圧の上昇が認められたため、将来的に左房拡大を引き起こす危険性があった。したがって、積極的にSAMを治療すべきと判断した。SAMの発生は過剰なContractilityによるベンチュリ効果がその一因であるため、Contractilityの低下を目的としてカルベジロールの投与を行った。その結果、左室流出路血流速度は低下し、SAMの消失が認められ、左房サイズと左房圧の低下を引き起こしたと考えられた。

Case Presentation

症例 3

心エコー指標に基づいて循環動態をコントロールした HCM の猫の 1 例

症例
ブリティッシュ・ショートヘア，未去勢雄，5 歳齢，体重 5.1 kg

主訴
過去に 1 度ずつ肺水腫と ATE を起こしたことがあるが，現在は特に症状はない。

身体検査
体温 38.3℃，心拍数 211 回 / 分

血液検査
BUN: 33.0 mg/dL，Cre:1.5 mg/dL

心エコー図検査
左室心尖部の拡張末期壁厚が 12.4 mm と重度に肥大していた（図 14a）。LA/Ao は 2.3 と重度の左房拡大を示した。LVOTO や SAM は認められなかったが，MR は認められた。左心房内に明らかな血栓の存在は認められなかったが，やや SEC が認められた。E 波と A 波は分離しており，E 波は 76 cm/s，A 波は 22 cm/s であり，E/A は 3.4 と顕著に高かった。E/Em は 20 と増大していた。また肺静脈血流から得られた S/D 比は 1.5 であった。Av の持続時間と A 波の持続時間の差は 70 ms であった（図 14b）。

診断
以上の結果より本症例は HCM であると診断した。左房の拡大が重度であるにもかかわらず SAM がないこと，E/Em が高値を示していること，肺静脈血流から得られた Av-A が 50 ms を超えていることから CHF での死亡リスクが高いと判断した。うっ血改善を目的にピ

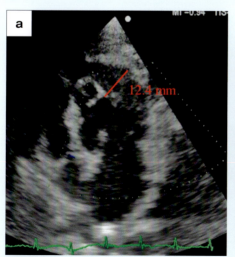

図 14a　初診時の左側心尖部 4 腔断面
左室心尖部の著しい肥大が認められた。

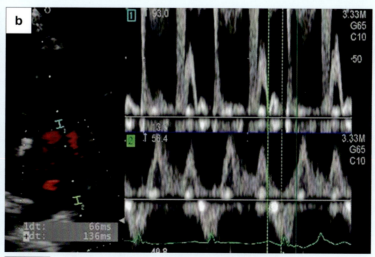

図 14b　初診時の僧帽弁流入血流波形と肺静脈血流波形
A 波の持続時間は 66 ms であり Av 波の持続時間は 136 ms であった。その差は 70ms と著しく開大していた。

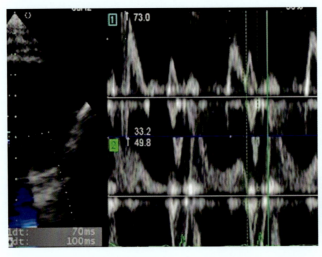

図15 第42病日の僧帽弁流入血流波形と肺静脈血流波形
A波の持続時間は70 msであり，Av波の持続時間は100 msであった。その差は30 msと初診時よりも激減していた。

モベンダン（0.25 mg/kg，PO，12時間ごと）を投与した。また，左房拡大に加えてSECが認められたこと，過去にATEの経験があることからATEリスクも高いと判断した。本症例は過去にクロピドグレルによる悪心を経験していたため，飼い主と相談した結果，ダルテパリン（100 U/kg，SC，12時間ごと）を行うこととなった。

経過

第14病日 一般状態に問題は認められなかった。心エコー図検査にて左房内にSECは認められなかった。MRは消失し，E波は70 cm/s，A波は32 cm/sであり，E/Aは2.2と低下した。

第42病日 一般状態は良好であった。心エコー図検査でMRは認められず，左房内にSECも認められなかった。E波は58 cm/s，A波は52 cm/sであり，E/Aは1.1とさらに低下した。E/Emも13と顕著に低下した。肺静脈血流から得られたS/D比は2.6と増加した。A波の持続時間とAv波の持続時間の差は32 msであった（**図15**）。以降，本症例は増悪することなく第200病日以上経過していたが，飼い主の都合によりそれ以降のフォローアップができなかった。

症例の考察

　本症例は臨床徴候を示していなかったが，過去にCHFとATEを経験していたこと，そして得られた心エコー指標からCHFもしくはATEで死亡するリスクがきわめて高いと判断した。今回使用した心エコー指標は臨床症状が発現する前であっても，前負荷の増大を鋭敏に検知することができる有用なツールである。しかしながら，測定者のスキルに依存したり，特定の条件下では有用性が落ちたりと制限が多く存在するのも事実である。日頃の診療で繰り返し測定することで慣れておくことが重要である。また本症例では利尿薬を投与せず，うっ血管理をピモベンダンのみで行ったが，これはピモベンダンのみで十分なうっ血軽減効果が得られたためである。このように心エコー指標を用いることで治療の効果判定が可能となり，無駄な投薬を減らせるといったメリットがある。さらに，飼い主に対して「投薬によってこの値がこれだけ改善しました」ということを伝えると，飼い主の投薬に対するコンプライアンスが格段に上がるというメリットも存在する。

おわりに

猫の心筋症は症状を示してから発見されることがほとんどであり，多くが予後不良である。心エコー図検査を駆使することで，早期発見・早期治療介入が期待できるため，心雑音がなくとも年に1回の心エコー検査図を推奨する。

参考文献

1. Sisson, D.D., Knight, D.H., Helinski, C., et al. (1991): Plasma taurine concentrations and M-mode echocardiographic measures in healthy cats and in cats with dilated cardiomyopathy. *J Vet Intern Med*, 5:232-238.
2. Hambrook, L.E., Bennett, P.F. (2012): Effect of pimobendan on the clinical outcome and survival of cats with non-taurine responsive dilated cardiomyopathy. *J Feline Med Surg*, 14:233-239.
3. Pion, P.D., Kittleson, M.D., Thomas, W.P., et al. (1992): Response of cats with dilated cardiomyopathy to taurine supplementation. *J Am Vet Med Assoc*, 201:275-284.
4. Ferasin, L., Sturgess, C.P., Cannon, M.J., et al. (2003) :Caney SM, Gruffydd-Jones TJ, Wotton PR. Feline idiopathic cardiomyopathy: a retrospective study of 106 cats (1994-2001). *Journal of feline medicine and surgery*, 5:151-159.
5. Spalla, I., Locatelli, C., Riscazzi, G., et al. (2016): Survival in cats with primary and secondary cardiomyopathies. *J Feline Med Surg*, 18:501-509.
6. Fox, P.R. (1999): Feline cardiomyopathies. In: Textbook of canine and feline cardiology. Principles and clinical practice. 2nd ed. (Fox, P.R., Sisson, D., Moise, N.S., eds.): *WB Saunders, Philadelphia*. 621–678.
7. Maron, B.J., McKenna, W.J., Danielson, G.K., et al. (2003): American College of Cardiology/European Society of Cardiology clinical expert consensus document on hypertrophic cardiomyopathy. A report of the American College of Cardiology Foundation Task Force on Clinical Expert Consensus Documents and the European Society of Cardiology Committee for Practice Guidelines. *J Am Coll Cardiol*, 42:1687-1713.
8. Fox, P.R., Liu, S.K., Maron, B.J. (1995): Echocardiographic assessment of spontaneously occurring feline hypertrophic cardiomyopathy. An animal model of human disease. *Circulation*, 92:2645-51.
9. Rush, J.E., Freeman, L.M., Fenollosa, N.K., Brown, D.J., et al. (2002) : Population and survival characteristics of cats with hypertrophic cardiomyopathy: 260 cases (1990-1999). *J Am Vet Med Assoc*, 220:202-207.
10. Payne, J., Luis, F.V., Boswood, A., et al. (2010): Population characteristics and survival in 127 referred cats with hypertrophic cardiomyopathy (1997 to 2005). *J Small Anim Pract*, 51:540-547.
11. MacDonald, K.A., Kittleson, M.D., Larson, R.F., et al. (2006): The effect of ramipril on left ventricular mass, myocardial fibrosis, diastolic function, and plasma neurohormones in Maine Coon cats with familial hypertrophic cardiomyopathy without heart failure. *J Vet Intern Med*, 20:1093-1105.
12. King, J.N., Gunn-Moore, D.A., Tasker, S., et al. (2006): Benazepril in Renal Insufficiency in Cats Study G. Tolerability and efficacy of benazepril in cats with chronic kidney disease. *J Vet Intern Med*, 20:1054-1064.
13. Taillefer, M., Di, F.R. (2006): Benazepril and subclinical feline hypertrophic cardiomyopathy: a prospective, blinded, controlled study. *Can Vet J*, 47:437-445.
14. Schober, K.E., Zientek, J., Li, X., et al. (2013) : Effect of treatment with atenolol on 5-year survival in cats with preclinical (asymptomatic) hypertrophic cardiomyopathy, *J Vet Cardiol*. 15:93-104.
15. Carlberg,B., Samuelsson, O., Lindholm, L.H,. (2004): Atenolol in hypertension: is it a wise choice? *Lancet*, 364:1684-1689.
16. Jung, S.W., Kittleson, M.D. (2011) : The effect of atenolol on NT-proBNP and troponin in asymptomatic cats with severe left ventricular hypertrophy because of hypertrophic cardiomyopathy: a pilot study. *J Vet Intern Med*, 25:1044-1049.
17. Riesen, S.C., Schober, K.E., Cervenec, R.M., Bonagura, J.D. (2011) : Comparison of the effects of ivabradine and atenolol on heart rate and echocardiographic variables of left heart function in healthy cats. *J Vet Intern Med*, 25:469-476.
18. Rishniw, M., Pion, P.D. (2011) : Is treatment of feline hypertrophic cardiomyopathy based in science or faith? A survey of cardiologists and a literature search. *J Feline Med Surg*,13:487-497.
19. Rush, J.E., Freeman, L.M., Brown, D.J., Smith, FW. Jr. (1998) : The use of enalapril in the treatment of feline hypertrophic cardiomyopathy. *J J Am Anim Hosp Assoc*, 34:38-41.
20. Gordon, .SG., Cote, E. (2015): Pharmacotherapy of feline cardiomyopathy: Chronic management of heart failure. *J Vet Cardiol*., 17 Suppl 1:S159-172.
21. James, R., Guillot, E., Garelli-Paar, C., et al. (2018) : The SEISICAT study: a pilot study assessing efficacy and safety of spironolactone in cats with congestive heart failure secondary to cardiomyopathy. *J Vet Cardiol*, 20:1-12.
22. MacDonald, K.A., Kittleson, M.D., Kass, P.H., White, S.D. (2008): Effect of spironolactone on diastolic function and left ventricular mass in Maine Coon cats with familial hypertrophic cardiomyopathy. *J Vet Intern Med*, 22:335-341.
23. Uechi, M., Matsuoka, M., Kuwajima, E., et al. (2003) : The effects of the loop diuretics furosemide and torasemide on diuresis in dogs and cats. *J Vet Med Sci*, 65:1057-1061.
24. Prieto-Ramos, J., McNaught, K., French, A.T. (2016) : The novel use of intravenous pimobendan and oral torasemide in a cat with congestive heart failure secondary to end-stage hypertrophic cardiomyopathy. *Vet Record Case Reports*, 4:e000273.
25. Reina-Doreste, Y., Stern, J.A., Keene, B.W., et al. (2014) : Case-control study of the effects of pimobendan on survival time in cats with hypertrophic cardiomyopathy and congestive heart failure. *J Am Vet Med Assoc*, 245:534-539.
26. Gordon, S.G., Saunders, A.B., Roland, R.M., et al. (2012): Effect of oral administration of pimobendan in cats with heart failure. *J Am Vet Med Assoc*, 241:89-94.
27. Smith, S.A., Tobias, A.H., Jacob, K.A., et al. (2003): Arterial thromboembolism in cats: acute crisis in 127 cases (1992-2001) and long-term management with low-dose aspirin in 24 cases. *J J Vet Intern Med*, 17:73-83.
28. Hogan, D.F., Fox, P.R., Jacob, K., et al. (2015) : Secondary prevention of cardiogenic arterial thromboembolism in the cat: The double-blind, randomized, positive-controlled feline arterial thromboembolism; clopidogrel vs. aspirin trial (FAT CAT). *J Vet Cardiol*, 17 Suppl 1:S306-317.
29. Smith, C.E., Rozanski, E.A., Freeman, L.M., et al. (2004) :Use of low molecular weight heparin in cats: 57 cases (1999-2003). *J*

Am Vet Med Assoc, 225:1237-1241.
30. Mischke, R., Schmitt, J., Wolken, S., *et al*. (2012) : Pharmacokinetics of the low molecular weight heparin dalteparin in cats. *Vet J*, 192:299-303.
31. Dixon-Jimenez, A.C., Brainard, B.M., Brooks, M.B., *et al*. (2016) : Pharmacokinetic and pharmacodynamic evaluation of oral rivaroxaban in healthy adult cats. *J Vet Emerg Crit Care (San Antonio)*, 26:619-629.
32. Payne, J.R., Borgeat, K., Brodbelt, D.C., *et al*. (2015):Risk factors associated with sudden death vs. congestive heart failure or arterial thromboembolism in cats with hypertrophic cardiomyopathy. *J Vet Cardiol*,17 Suppl 1:S318-328.
33. Payne, J.R., Borgeat, K., Connolly, D.J., *et al*. (2013) : Prognostic indicators in cats with hypertrophic cardiomyopathy. J Vet Intern Med, 27:1427-1436.
34. Sohn, D.W., Kim, Y.J., Kim, H.C., *et al*. (1999): Evaluation of Left Ventricular Diastolic Function When Mitral E and A Waves Are Completely Fused: Role of Assessing Mitral Annulus Velocity. *J Am Soc Echocardiog*, 12:203-208.
35. Ishikawa, T., Fukushima, R., Suzuki, S., *et al*. (2011) : Echocardiographic estimation of left atrial pressure in beagle dogs with experimentally-induced mitral valve regurgitation. J Vet Med Sci, 73:1015-1024.
36. Rossvoll, O., Hatle, L.K. (1993): Pulmonary venous flow velocities recorded by transthoracic Doppler ultrasound: relation to left ventricular diastolic pressures. *J Am Coll Cardiol*, 21:1687-1696.
37. Dini, F.L., Michelassi, C., Micheli, G., Rovai, D. (2000):Prognostic value of pulmonary venous flow Doppler signal in left ventricular dysfunction: contribution of the difference in duration of pulmonary venous and mitral flow at atrial contraction. *J Am Coll Cardiol*, 36:1295-1302.
38. Laste, N.J., Harpster, N.K. (1995) : A retrospective study of 100 cases of feline distal aortic thromboembolism: 1977-1993. *J Am Anim Hosp Assoc*, 31:492-500.
39. Schober, K.E., Maerz, I. (2006) : Assessment of left atrial appendage flow velocity and its relation to spontaneous echocardiographic contrast in 89 cats with myocardial disease. *J Vet Intern Med*, 20:120-130.

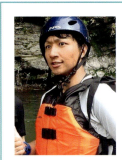

合屋征二郎 Goya Seijirow
東京農工大学獣医外科学研究室

…大変．大変申し訳ございません。もう深酒は絶対に致しません。

特集 1-2
猫の心筋症の治療

連携病院がある場合の取り組み

平川 篤
Hirakawa, atsushi

point
- 猫の心筋症の多くは,心エコー図検査により臨床診断可能である。
- 猫の心筋症は,拡張不全か収縮不全かが治療のカギである。
- 拡張不全は心拍数のコントロール,収縮不全には強心剤の投与が基本となる。
- 拡張不全にもピモベンダンが有効になる可能性がある。
- 左心房/大動脈が＞2.0では血栓予防を開始すべきである。
- 最も有効な抗血栓薬は,クロピドグレルである。

はじめに

　猫における循環器疾患の発生は，犬と違い弁膜疾患が少ないことから，心筋症がそのほとんどを占める。猫の心筋症は，臨床症状，心電図検査，胸部 X 線検査などでは確定診断が不可能であり，心エコー図検査を用いることにより，拡張型心筋症(DCM)[1]，肥大型心筋症(HCM)[2,3]，拡張相肥大型心筋症(D-HCM)，拘束型心筋症(RCM)，不整脈源性右室心筋症(ARVC)[4-6]，分類不能型心筋症(UCM)など臨床的な診断が可能となる。しかしながら，心エコー図検査を実施しても分類に迷う症例も少なからず存在するが，診断後は病態に基づいて治療法を決定する。心筋症の治療は，無症状の症例に対する治療，心不全に対する治療，大動脈血栓塞栓症(ATE)に対する治療に分けられる。

病態から考える治療方針 (表1)

　HCM (閉塞型肥大型心筋症：HOCMも含む)，RCMは，病態生理学的に拡張機能障害であるため，治療の基本は，左室充満を改善し，うっ血を軽減し，心拍数をコントロールすることであるため，β遮断薬(アテノロール，カルベジロール)，Ca拮抗薬(ジルチアゼム)，利尿薬，アンジオテンシン変換酵素阻害薬(ACEI)などが使用される。さらに，心筋肥大に伴う冠動脈の虚血を改善し，血栓症を予防することも重要である。しかしながら，HCMは無症候性，軽度から重度の心不全，血栓症(ATE)の合併，失神などさまざまな病期があるため，病期ごとに理解しておく必要がある。
　DCM，D-HCM，ARVC，UCMは，収縮機能低下をともなった不全を呈していることが多く，強心薬，利尿薬，ACEI (ARB [アンジオテンシンⅡ受容体拮抗薬])を用いた治療が基本となる。これらの心筋症は，無症候性で発見されるケースは少なく，症例によっては血栓予防も必要となる。
　また，猫では続発性心筋症である高血圧や甲状腺機能亢進症による心筋症も忘れてはいけない。
　いずれの心筋症においても，猫は投薬が困難である症例も多く，できるだけ投薬内容は必要最小限にすることが当院の基本方針である。

表1　猫の心筋症の分類

原発性心筋症
・肥大型心筋症（HCM, HOCM）
・拡張相肥大型心筋症（D-HCM）
・特発性拡張型心筋症（DCM）
・拘束型心筋症（RCM）
・分類不能型心筋症（UCM）
・不整脈源性右室心筋症（ARVC）

特定／続発性心筋症
・代謝性（甲状腺機能亢進症，先端巨大症，高血圧）

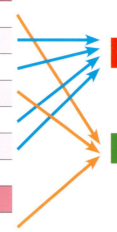

強心薬

収縮不全
ACEI（ARB）
±利尿薬（ARB）

拡張不全
β遮断薬（ARB）
Ca拮抗薬（ARB）

無症候性心筋症に対する治療

　臨床家にとって，健康診断，術前検査，ワクチン接種時に偶発的に臨床徴候のないHCMやRCMに遭遇する時がある。最も有効な治療は，無症状のHCMやRCMの進行を遅らせる方法であるが，残念なことに，猫のHCMやRCMの自然進行過程に関しての知見がほとんどなく，無症状のHCMの進行を遅らせるのに有効な治療法は報告されていない。一般的には，HOCMの流出路閉塞に対し，β遮断薬であるアテノロールが有効であると思われており，筆者自身も治療後に流出路の流速が軽減することは体感しているが，この治療に対する長期的効果については証明されていない。Ca拮抗薬であるジルチアゼムも，心拍数を下げ，拡張機能の改善効果や冠動脈拡張効果があることから有効と思われているが，無症候性心筋症に対しての効果は証明されていない。また，無症候性のHCMのメインクーンに対して，スピロノラクトンやACEIであるラミプリルを投与しても，プラセボと比較して，心エコー図検査による拡張機能評価に変化は認められなかった[7, 8]。今後は，猫の品種別や長期の薬物投与による心不全発症までの時間や死亡率などを調査する必要がある。

　したがって，無症候性のHCMやRCMに遭遇した場合は，できる限り安静時の心拍数のモニタリングと定期的な検診（6カ月ごと）を行うようにしている。

軽度から中程度のうっ血性心不全

　すべての心筋症において，胸水や肺水腫などのうっ血性心不全は発生するが，猫の心筋症による心不全の場合，左心不全においても胸水貯留が認められることが，犬のMRによる心不全との大きな違いである。うっ血性心不全の見られた症例に対しては，利尿薬であるフロセミドが第一選択となる。フロセミドは，軽度の肺水腫や胸水のコントロールに用いられるが，用量は症例や病態の重症度によってさまざまである。うっ血症状が改善したら定期的な血液検査を行い，最小有効量まで漸減する。心拍数の高いHCMやRCMでは，

　ペットクリニックハレルヤは，4病院あるグループ病院である。そのため，ATEなどの緊急疾患は，私のいる粕屋病院にすぐ来ていただき治療を実施する。重度の心不全を呈している場合には，心不全が安定してから，今後の治療方針を決定するために，粕屋病院に来ていただくこともある。

アテノロールやジルチアゼムを追加することにより，フロセミドから離脱できる症例もいる。アテノロールは，投与回数や心拍数低下作用では，ジルチアゼムより使いやすいが，陰性変力作用もあるため，うっ血症状が強い場合は，用量を少なくすべきである。猫の場合，投与回数は投薬を続ける上で最も重要なことであり，できるだけ投薬回数や投与薬剤を最小限にとどめるべきである。投薬が許容できる猫では，ACEIも有効である。HOCMに対しては，ヒトではACEIは禁忌となっているが，血管拡張により左心室流出路閉塞悪化をともなう副作用が引き起こされる可能性は低いと思われている[9]。

うっ血症状から離脱できたDCM，D-HCM，ARVC，UCMにおいては，ピモベンダン，フロセミド，ACEIを中心とした治療法となる。

劇症・重度のうっ血性心不全

重度の呼吸困難を呈する症例には，ICU管理の下，絶対安静とする。フロセミドを静脈内あるいは皮下/筋肉内に投与する（2mg/kg，1～4時間ごと）。数回のフロセミド投与後に呼吸状態が改善されない場合には，当院ではフロセミドの持続点滴（0.4～0.5mg/kg/h）やドブタミン（5μg/kg/min）やドパミン（2.5～5μg/kg/min）を併用することもある。多量の胸水貯留に対しては，直ちに胸腔穿刺を行う。呼吸困難が軽減されたら，フロセミドの用量を減量し，8～12時間ごとに変更する。ICU下においても，呼吸困難を呈している場合には，気管挿管およびPEEPによる呼吸管理を考慮すべきである。

慢性うっ血性心不全

急性の呼吸困難が改善し，ICUから離脱できた症例では，慢性の維持治療となる。基本的には，HCMやRCMは拡張機能障害であるため，①心拍数を下げる，②うっ血の再発を制御する，③レニン・アンギオテンシン系を抑制することである。

しかしながら，β遮断薬やジルチアゼムが長期生存に有益であるというエビデンスは得られていない。フロセミドは，用量を調節しながら，最低投与量を決定する。用量は各症例でさまざまである。ACEIは，左心房や心筋肥大を軽減するという報告[9]もあれば，それに否定的な報告もある[7]。

HCMやRCMによるうっ血性心不全に対するアテノロール，ジルチアゼムおよびエナラプリルの総合的な効果を明らかにするために計画された多施設無作為プラセボ対照試験の結果において，うっ血再発までの時間に関して，プラセボ群と比較して優れた成績を示さなかったと報告されている。最も有効な組み合わせは，エナラプリルとフロセミドの併用であったと報告している[10]。

さらに，最近の報告[11]では，HCMおよびHOCMに対し，従来の治療より，ピモベンダンを加えた治療のほうが，中央生存期間が延長することが報告されている。今後，HCMやHOCMに対しても，ピモベンダンの使用が増加する可能性があり，さらに剤形に関しても従来の大きな錠剤から，小さい剤形のピモベンダンが発売されたことも猫にとって朗報である。当院においても，HCMやHOCM，RCMに対しても，通常の治療にピモベンダンを加えることも多くなってきている。

その他の収縮不全が疑われるDCM，D-HCM，ARVC，UCMは，ピモベンダン，フロセミド，ACEIが中心となる。フロセミドを2mg/kg，bid以上投与しても，肺水腫や胸水のコントロールができない症例では，トラセミド（フロセミドの1/10～1/20）への変更を考慮する（図1，2）。

血栓塞栓症（ATE）

ATEは，猫の心筋症に多く，犬においてもまれに遭遇する病態であり，早急な対処が必要となる。猫においては，生存もしくは退院できる症例の割合は30～40%であるとされ[12]，さらに退院後の中央生存期間（MST）は，Atkinsら（1992）は61日[2]，Rushら（2002）は184日[9]，Smithら（2003）は117日[13]と予後は悪いため，海外では安楽死されることも多い[14]。

ATEの治療（表2）として，内科的治療法（保存療法[抗血栓療法]，血栓溶解療法[ウロキナーゼ型あるいは組織型プラスミノーゲン活性化因子製剤；それぞれu-PA，t-PA製剤]）と外科的治療法（開腹による血栓摘出術，バルーンカテーテル[BC]による血栓除去法：BC法，血栓吸引療法）がある

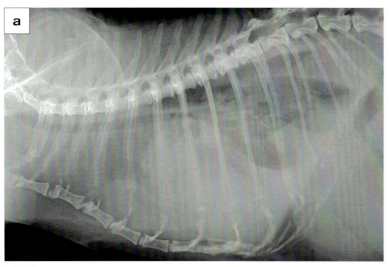
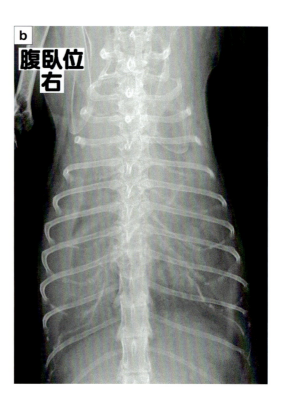

図1 数ヵ月前から近医で心筋症と診断され，胸腔穿刺で胸水を抜去していた猫
ピモベンダン，フロセミド，ACEIが投与されていた。

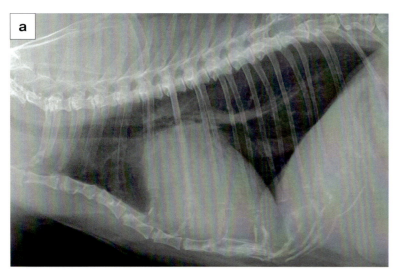
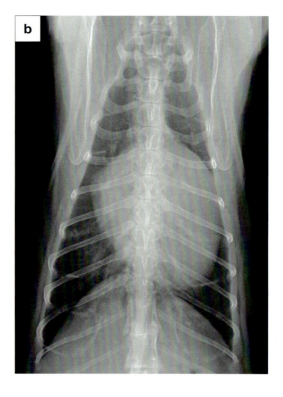

図2 利尿薬をトラセミドに変更して2ヵ月後のX線写真
数回胸腔穿刺を実施したが，その後胸水は貯留しなくなった。

が，血栓溶解剤やBC法は，虚血再灌流障害が問題となることから，2012年Feuntes V. L.らは，血栓溶解療法は用いず，抗血栓療法をできるだけ早期に開始することを推奨している[12]。しかしながら，国内ではヒトのATEにおいても認可されていないt-PAを使用している施設も多く，その適応についても十分な検討がなされていない。よって，当院ではt-PA製剤は一切使用せず，保存療法あるいはBC法を実施している。

表2　急性大動脈血栓塞栓症（ATE）の治療

医学領域におけるゴールデンタイム：6〜8時間以内 ⇒ 血栓摘出術の適応

	医学領域	獣医学領域
内科的治療法	保存療法：ヘパリン 血栓溶解療法：u-PA（経カテーテル直接血栓溶解療法）	保存療法：ヘパリン 血栓溶解療法：t-PA
外科的治療法	Fogatyカテーテルによる血栓除去	Fogatyカテーテルによる血栓除去⇒国内外でほぼ実施されていない

BC法の適応

　猫のATEが来院したら，まずは症例の状態を把握する（体重，体温，血液検査，凝固系検査，胸部X線検査，心電図検査，心エコー図検査）。また，ATEを発症してからの時間も重要となるため，飼い主からの詳しい病歴を聴取する。ほとんどの症例が軽度から中程度の肺水腫をともなっていることが多いため，採血およびX線撮影後は，直ちに血管確保を行い，結果に基づき利尿薬や未分化ヘパリンあるいは低分子ヘパリンを100〜200単位/kg静脈内あるいは皮下に投与する。また，疼痛管理のために，フェンタニル（2〜5μg/kg/hr，CRI），酒石酸ブトルファノール（0.2〜0.4mg/kg，IV，4〜6時間ごと），ブプレノルフィン（0.02mg/kg，IV，6〜8時間ごと）が用いられるが，当院ではブプレノルフィンを使用している。呼吸状態が悪い場合には，BC法実施までICU下にて酸素吸入を行う。心エコー図検査は症例の呼吸状態がよければ実施し，心筋症の有無や分類，左心房内の血栓の有無を確認する。心筋症以外の原因によるATE，特に腫瘍随伴性のATEが強く疑われる場合（図3）には，BC法は実施しない。また，心エコー図検査において，左心房内に巨大な血栓が存在する場合（動画1）もBC法は実施しない。心筋症の種類については，HCMかRCMのどちらの原因であってもBC法は可能であるが，経験的にRCMのATEは予後が悪いと考えている。重度の肺水腫や腎不全をともなっている場合には，飼い主との十分なインフォームド・コンセントが必要となる。また，当院では高齢のATEにBC法を実施しても，予後が悪かったことから，10歳以上の高齢猫のATEは現在ではBC法を実施していない。ATEを発症してからの経過時間（ゴールデンタイムは発症後6〜8時間）は，非常に重要であると考えているが，実際は正確な発症時間が不明なことも多く，飼い主とのインフォームド・コンセントにより実施している。

　ヒトでは患肢血と全身血とのK^+濃度が1.5mEq/L以上の場合には，虚血再灌流障害の危険を回避するために早期の断脚を考慮しなければいけないといわれている。数値を猫に適応してよいかは不明だが，最近は採血可能であれば，やはり患肢血と全身血のK^+濃度を測定し，その差が大きければBC法は実施すべきではないかもしれないと考えている。

　以上のことをまとめると，患肢血と全身血のK^+濃度の差が小さく，若齢猫であれば，ATEからの発症時間に関係なく積極的にBC法を実施し，中年齢以上の猫では，左房内の血栓の有無や肺水腫や腎不全の程度について，飼い主と十分なインフォームド・コンセントを行い，同意の得られた場合のみBC法を実施している。10歳以上の高齢猫は，BC法は実施せず，保存療法のみを実施している。

BC法の手技（動画2）

　麻酔は，ミダゾラムと酒石酸ブトルファノールの前投与後，プロポフォールにて導入し，イソフルランにて維持麻酔を行う。通常は人工呼吸を行うが，重度の肺水腫をともなっている場合には，PEEPを用いた人工呼吸は非常に有効である。腹部仰臥位に保定し，左右の鼠径部を切開する。当院では，時間を短縮するために，オペレーターと助手に分かれて同時進行で大腿動脈を露出する。大腿動脈を切開し，2〜3FrのEmbolectomy Catheters（LeMaitre® Vascular）を逆行性に挿入し，血栓の直上（鞍状血栓の直上）まで進め，そこでバルーンを拡張させてゆっくりと引き抜き，血栓を除去する。

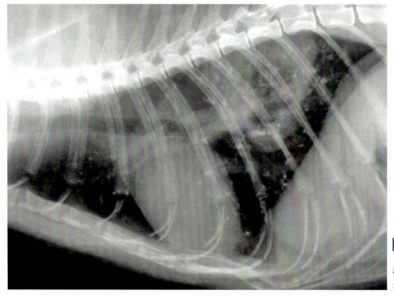

図3 腫瘍随伴性のATEを発症した猫の胸部X線像
後葉に腫瘤が認められる。病理組織検査により肺腺癌と診断された。

通常はバルーンを拡張させたままでは，引き抜くことができないため，バルーンをやや縮小させながら引き抜くことで，血栓を除去できる。この手技を数回繰り返し，血流が再開されたら，いったん血管をブルドック鉗子にて挟み，反対側の大腿動脈に同様の手技を施す。この手技を左右の大腿動脈で往復2～3回実施し，両側の血流が確実に再開したら，終了とする。ここで最も重要なことは，片方の血流が再開後に，もう片方の大腿動脈にカテーテルを挿入すると血栓を再開した血管の方へ再塞栓してしまうことがある。よって，左右の血管を交互に数回繰り返し，確実に両方の血流が再開していなければ，手技は終了しない。その後，血管縫合を実施してもよいが，当院では時間短縮の観点から，両後肢とも結紮している。両後肢の血管を結紮しても，大腿深動脈からの血流により末梢への循環は維持される（**動画3**）。BC法では，有効例では翌日から歩行可能なことが（**動画4, 5**），保存療法（**動画6**）と比較して優れている点である。

当院でのBC法の成績

これまで当院では，1993～2000年までに10症例，その後2001～2014年までに12症例の計22例のATEに対し，BC法を実施してきた。2001年以降は，2000年までの結果に基づき，適応を前記の症例に限定して実施している（そのうち数例は10歳以上にも実施）。来院時の体温は，37℃以下が15例，37℃以上が6例であった（うち1例測定せず）。血液検査では，ストレス性の高血糖（>150mg/dL：17例），BUNの上昇（>50mg/dL：2例），CPKの上昇（18例/20例中）がみられた。心エコー図検査による分類では，HCM12例，RCM10例であった。来院までの時間は，6時間以内が10例，6～12時間が5例，12時間以上が7例であった。全症例におけるMSTは66日であった（**図6**）。

予後に有意差が認められた項目は年齢で，4歳以下はほかの年齢と比較して，有意にMSTの延長が認められた。ほかの項目ではMSTの有意差は認められなかった。BC後の退院率は，15例/22例中（68%）で，退院した15例のMSTは252日だった（**図7**）。年齢別では，4歳以下480日（8例），4歳以上70日（7例）で，退院した症例でも年齢による有意差が認められた。

退院後，4例（6カ月齢～4歳）に断脚を実施した。うち1例は現在も生存中である。

以上の結果から，ゴールデンタイムを考慮しつつ，若齢猫には積極的にBC法を実施し，中年齢から高齢猫には，症例の状態（一般状態，肺水腫の重症度，患肢血のK値やそのほかの血液所見）を考慮して実施すべきと考えている。なお，壊死の進行した症例では，できるだけ早期の断脚が望ましいと考えている（**動画7, 8, 9**）。

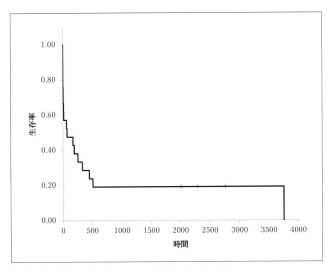

図6 BC治療後の22症例の生存曲線
生存期間中央値は66日。周術期(4日以内)での死亡数7例,退院率68％（15症例）。

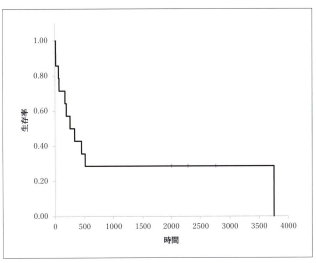

図7 BC治療後退院した15症例の生存曲線
生存期間中央値は252日。

ATE発症から退院後の抗血栓療法

猫のATEの急性期治療と並行して抗血栓療法を実施する必要がある。抗血栓療法には，抗凝固療法と抗血小板療法がある。過去の報告において，猫のATEに対しては，抗血小板薬であるアスピリン(5mg/頭，sid，3日ごと)やジピリダモール(12.5mg/頭，bid)，抗凝固薬であるワルファリン(0.06〜0.1mg/kg，sid)などが用いられてきたが，最近クロピドグレルのジェネリックも発売されたため，当院ではクロピドグレル(猫18.25mg/頭，sid)が第一選択である。クロピドグレルは分割すると非常に苦いため，投薬が困難になることがある。その場合には，経口抗凝固薬であるリバーロキサバン(1.25〜5mg/head，sid)も有効である。経口投与が不可能な症例では，抗凝固薬である低分子ヘパリンの注射(100単位/kg，bid)が有効であるが，この薬剤も高価となる。ATEの予後は，猫の薬剤の許容度にかなり依存すると思われるため，できるだけ猫に対してストレスのかからない投薬や注射が望まれる。

おわりに

猫の心筋症に関連した症状は，心筋症の種類によってさまざまであるが，一般的には心不全に対する治療，ATEに対する治療が中心となる。急性に発症するATEは非常に治療が困難であり，海外では安楽死も行われるが[14]，我が国では諦めずに積極的に治療するケースが多いため，大規模な成績を世界に発信できるように多くの症例の蓄積が望まれる。そのためには，ある程度のガイドラインの作成が必要であろう。

参考文献

1. 平川 篤，高橋義明，柴山比奈子，大道嘉弘，深津 豪，山本直人，高木 仁，吉田進太郎，町田 登(2004)：猫の拡張型心筋症5例の臨床症状および超音波所見とその予後，第53回九州地区獣医師大会．
2. Atkins, C. E., Gallo, A. M., Kurzman, I. D., et al. (1992): Risk factor, clinical signs, and survival in cats with a clinical diagnosis of idiopathic hypertrophic cardiomyopaty 74 cats(1985-1989). J Am Vet Med Assoc: 613-618.
3. Ferasin, L., Sturgess, C. P., Cannon, M. J., et al. (2003): Feline idiopathic cardiomyopathy: a retrospective study of 106 cats(1994-2001). J Feline Med Surg,: 151-159.
4. Fox, P. R., Maron, B. J., Basso, C., et al. (2000) : Spontaneously occurring arrhythmogenic right ventricular cardiomyopathy in the domestic cat: a new animal model similar to the human disease. Circulation : 102: 1863-1870.
5. Harvey, A. M., Battersby, I. A., Faena, M., et al. (2005): Arrhythmogenic right ventricular cardiomyopathy in two cats. J Small Anim Pract, 46: 151-156.
6. 平川 篤，高橋義明，大道嘉広，町田 登(2006)：ペースメーカー植え込み術を実施した不整脈源性右室心筋症罹患猫の1例，第85回獣医循環器学会．
7. MacDonald, K. A., Kittleson, M. D., Larson, R. F., et al. (2006) : The effects of ramipril on left ventricular mass, myocardial fibrosiss, diastolic function, and plasma neurohormones in

Meine Coon cats with familial hypertrophic cardiomyopathy without heart failure. *J Vet Intern Med*, 20: 1093-1105.
8. MacDonald, K. A., Kittleson, M. D., Kass, P. H. (2008) : Effect of spilonolactone on diastolic function and left ventricular mass in Maine Coon cats with familial hypertrophic cardiomyopathy. *J Vet Intern Med*, 22: 335-341.
9. Rush, J. E., Freeman, L. M., Brown, D. J., *et al*. (1998): The use of enalapril in the treatment of feline hypertrophic cardiomyopathy. *J Am Anim Hosp Assoc*, 34: 38-42.
10. Fox, P. R. (2003) : Prospective, doble-blinded, multicenter evaluateon of chronic therapies for feline diastolic heart failure. Interim analysis [abstract]. *J Vet Intern Med*, 17: 398.
11. Reina-Doreste, Y., Stern, J. A., Keene, B. W., *et al*. (2014): Case-control study of the effects of pimobendan on survival time in cats with hypertrophic cardiomyopathy and congestive heart failure. *J Am Vet Med Assoc*, 245: 534-539.
12. Fuentes, L. (2012): V.Arterial thromboembolism:risk, realities and a rational first-line approach. *J Feline Med. Surg*, 14: 459-470.
13. Smith, S. A., Tobias, A. H., Jacob, K. A., *et al* . (2003): Arterial thromboembolism in cats: acute crisis in 127 cases (1992-2001) and long-term management with low-dose aspirin in 24 cases. *J Vet Intern Med*. 17: 73-83.
14. Borgeat, K., Wright, J., Garrod, O., *et al*. (2014): Arterial thromboembolism in 250 cats in general practice: 2004-2012. *J Vet Intern Med*. 28: 102-108.

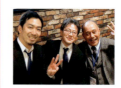

平川　篤 Hirakawa, Atsushi
ペットクリニックハレルヤ総院長
鹿児島大学獣医学部非常勤講師
九州画像診断研究会顧問

ついに私も50歳をこえて初老にはいりました。循環器の分野では，若い循環器認定医も増えてきて頼もしくなりましたが，開業医で尊敬する金本勇先生と千村収一先生が現役ばりばりで頑張っておられるので，まだまだ頑張ります。獣医って終わりがない学問っていつも思い知らされます（写真左より，優秀な末松正弘先生，筆者，尊敬する樋口雅仁先生。3人とも大分県日田市出身です）。

特集1-3

猫の心筋症の治療

循環器専門病院での取り組み

柴﨑美佳
Shibazaki, Mika

point

- 左室流出路閉塞および僧帽弁収縮期前方運動（SAM）と軽度な左室肥大を認める無徴候の猫では，心筋症の顕在化を見過ごさないよう慎重に長期経過を観察している。
- うっ血性心不全の猫に対するループ利尿薬の使用では，腎前性高窒素血症，電解質異常，脱水などの有害反応が犬に比較して発現しやすいために，投与量は有効最低量を用いるように注意する必要がある。
- 動脈血栓塞栓症を発症した猫で，治療によって十分な効果を得るためには発症からの経過時間や症例の年齢など制限事項が多いことから，本症を発症する危険性の高い症例は未然に確実に検出し，適切な投薬を行うことによって発症を予防することが重要となる。

はじめに

　最近では猫の心疾患に対する飼い主の意識が高まって，無徴候の猫にも検査が行われる機会が増えてきた。検出技術の進歩もあって，過去には重症化するまで見落とされていた病態がより早期に発見されるようになってきている。一方で猫の心筋症に対する治療では，複数の専門医が同意を示すことで統一された治療ガイドラインはいまだ提示されていない。大規模な臨床試験に裏付けされた治療効果についての情報は不足しており，それぞれの獣医師が成書や文献に照らして独自の経験に沿った治療を行っているのが現状である。ここでは一例として，筆者らの施設で選択している治療方法を紹介する。

所属診療施設の特徴と治療方針

　筆者の所属する関西動物ハートセンターは，循環器疾患および胸部外科を専門とする二次診療施設として位置づけており，ほとんどの症例は一次診療施設からの紹介を経て，心疾患の確定診断と内科および外科治療を目的に来院する。特に最近では，他施設で受けている診断および治療に対するセカンドオピニオンを求めて，飼い主自身が受診を希望する例も増えている。筆者らの施設を受診する動物はその大多数が心疾患であることから，すべての受診動物に対して受診時の興奮や恐怖を最小限にとどめるように特に注意しており，院内は静穏に保つことを重要としている。初診，再診共に完全予約制で，施設内には同じ時間に複数の飼い主が来院することがないように設定し，犬と猫ではもちろんのこと，同種であっても受診動物同士が相互に影響するのを防いでいる。初診で来院した飼い主は相当に不安または不満が高まっていることが多いことから，ヒアリングと説明には十分な時間をかけており，初診時間枠には1症例について1時間30分から2時間を設けている。

　初診時の基本検査項目は身体検査，血液検査，X線検査，心電図検査，心エコー図検査と症例によっては血圧検査を行う。X線検査や血液検査など検者間で検査結果に誤差の生じにくい検査については，当施設受診前に一次診療施設

などで実施された検査結果を提供された場合には，不要な重複を避けるために可能な限り当施設での検査項目を省略し，学術目的での検査は戒めデータ集積本位とはならぬように厳重に注意している。検査終了後には紹介医と飼い主の意向に従って，検査結果を提供して治療を一次診療施設で開始または継続するか，当施設にて治療を開始するかを選択している。

内科療法を開始した動物は，個々の重症度や進行状況に応じて3～12カ月ごとの再評価を行っている。定期的な観察項目は心エコー図検査と腎パネルとし，病態によって血圧検査，胸部X線検査，ほかを選択する。いずれの疾患においても，モニタリングの頻度は個々の動物ごとに過不足のない必要最低限度とするよう慎重に判断している。

来院時の病態・重症度・各疾患の割合

筆者らの施設では，心臓の精査を目的に受診する猫の多くは無徴候である。一次診療施設で実施された健康診断や避妊・去勢手術の術前検査などで心雑音を聴取され，確定診断を目的に紹介された症例は，過去2年間で心臓精査を目的に受診した猫の60％を占めた。次に一般状態は良好で，激しい運動後や興奮時に限り開口呼吸または頻呼吸を示すことを理由に受診した症例が多く13％であった。臨床症状を示す猫の多くは重篤であり，持続する努力性呼吸や浅速呼吸などの異常呼吸が5％，失神または虚脱発作が5％，後躯麻痺が5％，その他の受診事由が12％であった。

心臓精査を実施した猫では，その31％で心筋症を疑診した。このうち肥大型心筋症（HCM）は53％，拘束型心筋症（RCM）は12％，拡張型心筋症（DCM）または拡張相肥大型心筋症（D-HCM）は合計で7％，不整脈原性右室心筋症（ARVC）は5％，分類不能心筋症（UCM）としたものは6％であった。この比率は過去の報告と比較して概ね相当した[1,2]。しかしながら，これらの評価にはいずれも心筋生検ないし死後剖検などによる病理組織学的検査を実施しておらず，心エコー図検査による形態的特徴および心機能評価に基づく分類にとどまり，確定診断とは言い得ないものと考えている。病理組織学的評価によれば，猫の心筋症におけるRCMの占める割合は70％以上に上り，過去の報告とは大きく異なる可能性が指摘されている。また前述の筆者らの施設での分類では，心筋症を疑診した症例の中に，左室流出路閉塞およびSAMと左室壁厚の高値傾向（5mm＜拡張末期中隔または後壁厚＜6mm）を示すほかには特徴的な異常所見を認めない症例があり，それが全体の17％を占めた。同じ個体の自然経過中に，異なる表現型の特徴所見が現れることがあるため[3]，心筋症の治療にあたっては心臓の構造変化による表現型の分類に拘泥せず，発現している機能異常を正確に捉えることが重要と考えている。

病態・重症度ごとの治療方法

無徴候

心筋症が疑われる猫ではいずれの表現型でも，無徴候に対する治療の適否については議論がある。無徴候のHCMの猫は長期生存が報告されており[4]，その他の心筋症の無徴候の猫に対しても治療によって無徴候期間や生存期間が延長することは証明されていないが，筆者らは無徴候の猫に対しても，その病態に応じて早期介入するほうが，無徴候期間を延長する可能性があると考えており，飼い主のコンプライアンスに応じて治療を開始している。無徴候の心筋症の多くが聴診による異常所見から検出されており，左室流出路閉塞とSAMによって発生している心雑音の聴取が最も多い（図1）。これに伴う左室肥大または形態異常，拡張不全，左房拡張，まれに右房拡張などの所見とその程度によってHCM，RCM，UCMなどを疑う。筆者らの施設での無徴候の猫の左室流出路閉塞およびSAMに対する治療の選択基準を表1に示した。左室流出路閉塞とSAMが心拍出量の低下，左室圧負荷，左房拡張，僧帽弁弁尖と心室中隔の接触部位の線維化などの変化をもたらすことから，これに対して低用量のβ遮断薬投与から治療を開始している（表2）。

聴診によって検出した心拍リズムの異常は，心電図検査によって心室頻拍，上室頻拍，心房細動など血行動態に深刻な影響を及ぼす不整脈であると判断し，心臓の形態変化が軽度の猫に対してもβ遮断薬あるいはジルチアゼムの投与を開始する。完全房室ブロックの猫では補充調律によって十分な代償機能が得られる可能性があることから，無徴候では抗不整脈治療は行わずに収縮機能障害や心室または心房拡

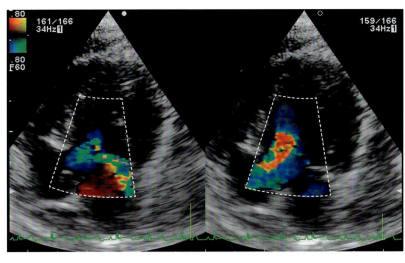

図1　心雑音を認めた猫の心尖部左室長軸断面
画面左にはSAMによる僧帽弁逆流を認める。この猫では，左室流出路の閉塞は認められない。

表1　臨床徴候を認めない猫の左室流出路閉塞とSAMに対する治療

発現の程度とその他の異常	β遮断薬	ACE阻害薬	血栓予防薬
頻拍時に限り認める			
他に異常をともなわない	無処置		
持続して認める			
他に異常をともなわない	投薬なし，慎重に定期観察を行う		
軽度の左室肥大をともなう	○	―	―
中程度以上の左室肥大をともなう	○	△	―
VPCまたはSPCの散発をともなう	○	△	―
軽度の左房拡張をともなう	○	△	○
中程度以上の左房拡張をともなう	○	○	○

○：使用することが多い，△：場合によって使用する，―：ほとんど使用しない

表2　猫の心筋症に用いる経口薬

薬剤	投薬量
β遮断薬	
アテノロール	0.25～1 mg/kg, 12～24時間ごと
カルベジロール	0.05～0.2 mg/kg, 12～24時間ごと
ジルチアゼム	1～2 mg/kg, 8～12時間ごと
ACE阻害薬	
エナラプリル	0.1～0.5 mg/kg, 12～24時間ごと
ベナゼプリル	0.2～0.5 mg/kg, 12～24時間ごと
ピモベンダン	0.1～0.25 mg/kg, 12時間ごと
利尿薬	
フロセミド	0.5～2 mg/kg, 12～72時間ごと
トラセミド	0.05～0.2 mg/kg, 12～72時間ごと

張の程度に応じてピモベンダンやACE阻害薬を考慮する。いずれの不整脈の発生によっても，心筋症の型を特定するには至らない（図2）。

無徴候の猫に検出した収縮機能障害に対しては，軽度なものから低用量のピモベンダンを開始している。さらに収縮機能障害が中程度以上であるか，収縮機能障害が軽度であっ

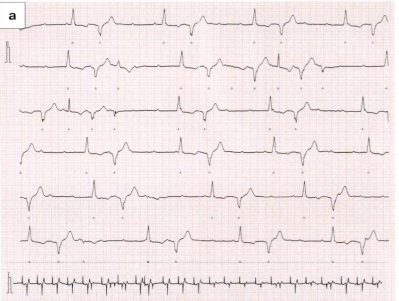

図2a 重度の右心拡張を認めた猫の心電図（1mV=10mm, 50mm/sec）
P-QRS 間隔は不定で，完全房室ブロックを示す。RR 間隔が概ね一定の上向き波形が示す上室性補充調律および幅の広い波形の心室性補充収縮を認め，平均心拍数は 105 bpm を維持した

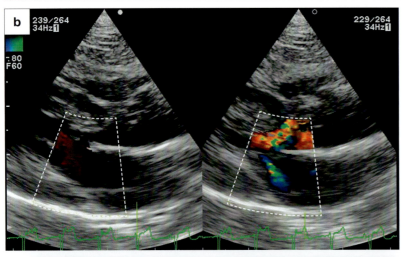

図2b 無徴候の猫の右傍胸骨左室長軸断面
軽度の左室流出路閉塞と SAM を示し心電図モニターでは心室頻拍を検出した。

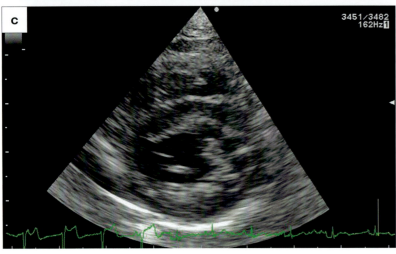

図2c b と同じ猫の左室短軸断面
左室後壁で心内膜輝度が増強して不整形を認める。中隔厚および後壁厚は 5.5 mm と高値傾向を示した。

ても中程度以上の心室または心房拡張をともなう猫には ACE 阻害薬を併用している。左室の拡張をともなう収縮機能障害では DCM あるいは D-HCM が，右室の拡張および収縮機能障害では ARVC が疑われ，これらはうっ血徴候や不整脈の発生について慎重に観察する必要がある（**図3，動画 1, 2**）。

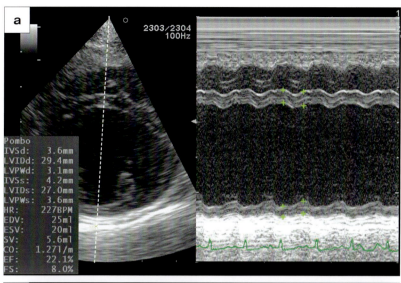

図 3a DCM あるいは D-HCM を疑診した猫の左室短軸断面による M モード
重度の左室内腔拡張と収縮機能障害を認めた。

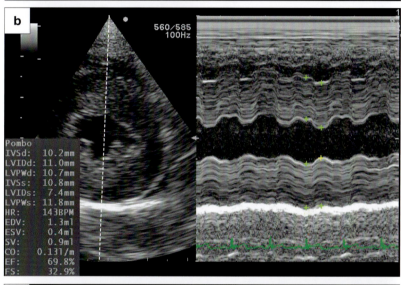

図 3b HCM を疑診した猫の左室短軸断面による M モード
重度の左室肥大、拡張機能障害および収縮機能障害を認めた。

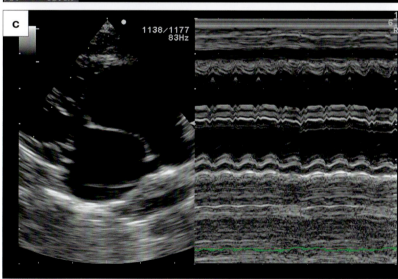

図 3c DCM、ARVC または UCM で分類に苦慮した猫の右傍胸骨左室長軸断面による M モード
両心房と右室では重度の拡張を認めたが、拡張末期左室内径は概ね正常範囲を示した。右室と左室の自由壁は概ね同程度の運動性低下を認めた。心室中隔の運動性は著しく低下し、奇異性運動が認められた。

うっ血性心不全

◆急性期の肺水腫（表3）

うっ血性心不全による急性肺水腫を発症し、頻呼吸、開口呼吸、呼吸困難など重度の呼吸器症状を認める猫では、猫にかかる心理的負担によって容易に生命の危険に及ぶことから、聴診あるいは背腹像に限る胸部 X 線検査など可能な限り迅速な最低限度の検査によって状態を把握し、治療を

表3 急性肺水腫の猫に用いる治療薬

薬剤	投薬量
鎮静薬	
ミダゾラム	0.1〜0.2 mg/kg, IV or IM
ブトルファノール	0.1〜0.2 mg/kg, IV or IM
アセプロマジン	0.01〜0.05 mg/kg, IV or IM
フロセミド	1〜2 mg/kg, IV or IM, 6〜24時間ごと
ジプロフィリン	5 mg/kg, IV or IM, 12時間ごと
ドパミン	1〜3 μg/kg/時間, CRI

開始する必要がある。検査に先立って速やかに50〜70％の酸素吸入を開始し，苦悶や興奮の著しい猫では鎮静薬を投与する。猫が処置に耐えられるならば可能な限り静脈カテーテルを留置する。静脈内投与が困難な猫では筋肉注射によってフロセミドを投与する。酸素吸入下でSpO₂が90％以下を示すようなより重度の猫ではさらにジプロフィリンを投与し，1時間ごとの呼吸数を指標にフロセミドの追加投与量と投与回数を検討する。低血圧や心エコー図検査によって低拍出を認める猫では，ピモベンダンあるいはドパミンを併用する。重度のHCMやSAMをともなう猫では，心室の圧負荷を増加させる理由からピモベンダンを使用すべきではないとの指摘もある[5]。ジプロフィリンやドパミンを投与する猫では心拍数が200 bpmを超えていないか注意する。フロセミドの過剰投与では腎前性高窒素血症，電解質異常，脱水による左室充満不全，食欲不振などの有害反応を生じるため，少なくとも腎機能と電解質をモニタリングし，猫が経口で水分摂取できているか注意する。胸部X線検査は治療開始後1〜2日で再評価し，呼吸状態とともに改善したら酸素濃度21％で呼吸数30回/分未満，SpO₂95％以上を維持できるフロセミドの有効最低用量の経口投与で維持して退院させる。

◆**急性期からの回復後，または慢性期の肺水腫**

呼吸状態が安定し，退院が可能となった肺水腫の猫は，ピモベンダンと利尿薬の経口投与を行う。退院後は自宅での安静時呼吸数を確認し，1〜2週間後に腎機能と電解質を再評価して高窒素血症を認めなければACE阻害薬の追加を検討する。ACE阻害薬を加えた後には，呼吸状態に注意しながら慎重に利尿薬を漸減して可能な限り休薬する。洞頻拍，頻拍性不整脈，左室拡張障害，左室流出路閉塞を認める猫ではβ遮断薬の追加を検討する。すでに内科管理されてきた猫で入院管理を必要としない程度の肺水腫が検出された場合には，それまでの投薬に加えてピモベンダンまたはピモベンダンと利尿薬を追加・増量する。利尿薬を追加・増量する場合には，すでに投与されているACE阻害薬は減薬する。β遮断薬またはジルチアゼムなどが投与されてきた猫では，継続するか減薬する必要があるかについて心収縮力や血圧を評価した上で決定する。投薬を追加・変更した場合は1〜2週間後に再評価を行う。全身状態が安定していれば，3〜6カ月ごとの血液検査と心エコー図検査によってモニタリングする。

◆**胸水・腹水貯留**

猫のうっ血性心不全では，右心不全と左心不全のいずれによっても胸水を貯留することが知られている。左心不全によって胸水を貯留する猫は，肺水腫を発症する猫と比較するとより重度に左心房機能が低下していることが指摘されている[6]。すなわち，心筋症の猫では利尿薬の投与によって胸水を管理することは，肺水腫を管理するより困難であることが示唆されるものであり，胸水・腹水の管理には定期的な胸腔・腹腔穿刺が必要となることが多い。穿刺には23〜21Gの翼状針を用い，伏臥位あるいは横臥位に保定して，マスクかフローバイ法で酸素を補いながら実施している。安静に処置を受けられない猫には，鎮静薬を用いることもある。穿刺により猫の体格に応じて最大量で100〜200 mLの胸水が，200〜300 mLの腹水が抜去される。胸水を抜去しても呼吸状態が改善しない場合には，肺水腫の合併も疑う。薬剤の選択は肺水腫の場合に準じるが，胸水・腹水を消失させることを目指して最大投与薬まで増量しても著効することは少

表4 猫の左心房内径を指標とした血栓予防薬の選択（文献5より部分引用）

	左心房内径 (mm)	LA/Ao 比	薬剤
正常	<16	<1.5	左室肥大があればジピリダモール
軽度拡大	16〜18.9	1.51〜1.79	ジピリダモール or クロピドグレル
中程度拡大	19〜21.9	1.80〜1.99	クロピドグレル or ダルテパリン
重度拡大	22<	2.0<	ダルテパリン or ダルテパリン＋他剤

ジピリダモール：1〜2 mg/kg, PO, 12時間ごと，クロピドグレル：12.5〜25 mg/kg, PO, 24時間ごと，ダルテパリン[9]：100〜180 U/kg, SC, 8〜12時間ごと

なく，むしろその有害反応からの危険を高めるものと考えて，薬剤投与は穿刺処置の間隔を延長するための補足を目的としている。4週間以上の穿刺間隔で維持できる症例では1年以上の長期管理も可能なことがあるが，投薬を増量しても1〜2週間ごとの穿刺を必要とする症例では管理困難なものと考える。

動脈血栓塞栓症（ATE）

◆血栓予防療法

重度に拡張した心房では血流速度は低下するが，血流の停滞は血栓形成の三要因の一つであることから，心房拡張は心房・心室内血栓形成の危険因子と考えられている。筆者らの施設における左心房内径を指標とした，抗血小板薬または抗凝固薬の選択基準を**表4**に示した。さらに，過去に動脈血栓塞栓症の履歴がある症例，心房および心室内に固着または遊離した血栓が観察される症例，もやもやエコーが認められる症例に対しては（**図4，動画3**），飼い主の許容が得られる限り，抗凝固薬として低分子ヘパリンの皮下投与，あるいは低分子ヘパリンの皮下投与と抗血小板薬であるクロピドグレルの経口投与の併用を選択している。在宅での皮下投与が困難な場合には，クロピドグレルの経口投与を行う。最近では人医療に準じて，猫においてもリバーロキサバンなど第Xa因子阻害剤の経口薬が，低分子ヘパリンの皮下投与に相当して有効である可能性が示されているが[7]，猫の臨床例における使用報告は未だ少数であり大規模試験の報告が待たれる。

◆ ATEの急性期治療（表5）

ATEと診断した心筋症の猫の急性期治療は，発症後24〜48時間の疼痛管理と抗凝固薬の投与を入院下で行う。

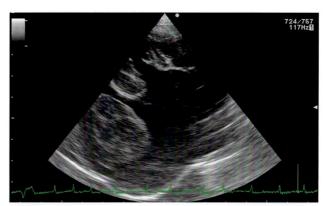

図4 HCMを疑診した猫の右傍胸骨左室長軸断面の頭側像
きわめて重度に拡張した左心耳の，内膜に固着した径 29 mm × 37 mm 大の血栓が観察された。

うっ血性心不全，不整脈，ショックによる低血圧などの合併が認められたらそれも同時に治療する。虚血再灌流障害の発症は生存率を著しく損なうため，血液検査は少なくとも電解質と腎機能を12〜24時間ごとにモニタリングし，高カリウム（K）および高窒素血症の徴候を認めた場合には直ちに治療する。

心臓内腔に血栓が認められなければ，発症から3時間以内，年齢が10歳未満，直腸温が37℃以上，疼痛は軽度，患肢に運動機能が残っている，患肢は一肢に限る，脳神経症状を認めないなどの条件をより多く満たす時，内科的には血栓溶解療法の，外科的には血栓除去術の効果を得る可能性がある。血栓溶解療法には組織プラスミノーゲンアクチベータ（tPA）を，血栓除去術は過去には開腹下に血栓摘出を，近年ではバルーンカテーテルによる血栓除去を選択している。いずれの方法によっても虚血再灌流障害を併発すれば致死率は高く，治療に要する費用，外科的には麻酔の危険度，回復後の再発の可能性について保存療法との比較を説明し，飼い主の選択に従う。筆者らの施設を受診するATEの猫は，

表5 猫の動脈血栓塞栓症の急性期治療

薬剤	投薬量
鎮痛薬	
ブプレノルフィン	0.005〜0.020 mg/kg, IV or SC, 6〜8時間ごと
ブトルファノール	0.1〜0.2 mg/kg, IV or IM, 6〜8時間ごと
抗凝固薬	
ダルテパリン	180 U/kg, SC, 6時間ごと
血栓溶解薬	
モンテプラーゼ	27,500 U/kg, IV
高K血症(再灌流障害)の治療	
10%グルコン酸カルシウム	0.5〜1.5 ml/kg, 5〜10分かけてIV,
インスリン添加ブドウ糖液	レギュラーインスリン 0.5U/kg＋ブドウ糖 1g/kg, IV

一次診療施設を経由して到着することから発症から長時間を経過しており，積極的な治療の十分な効果を得るためには不適合なことが多いが，それを承知の上で血栓溶解療法を希望して来院する症例が多数を占め，外科的治療あるいは支持療法を選択した症例はこれまでに少数しかない。心臓内腔に血栓形成が観察される症例では，血栓塞栓症の再発および多発の危険性が高いことから保存療法を勧める。

食事療法

　心筋症として内科管理している猫のうち，すでにうっ血性心不全を発症している症例，重度な心房拡張または心室収縮不全が認められ，うっ血性心不全を発症する危険性が高いと予測される症例では，塩分制限を目的とした食事療法での補助を提案している。十分なアミノ酸が配合されていることが必要であり，高齢猫用の一般食の中で体重減少傾向のみられる猫に適合とされているフード(例，ロイヤルカナン：Vets Plan エイジングケアプラス，ステージⅡプラス，サイエンスダイエット・プロ：健康ガード腎臓・心臓，サイエンスダイエット：シニアアドバンスド，など)を薦めている。腎疾患用の処方食は，タンパク質が制限されすぎないように注意する。高度な塩分制限食は猫の嗜好性が悪いことも多いが，最優先すべきは猫の食欲を維持することであり，適切なカロリーと消化性のよいタンパク質を摂取することが重要であって，制限食にとらわれず適正体重を維持できる良質の食事を与えることが最適と考えている。サプリメントを希望する飼い主には，オメガ3脂肪酸を成分とする市販品で近医や各自で入手可能なものを紹介している。オメガ3脂肪酸は，心疾患の動物で増加する炎症性サイトカインの産生を減少させることで，食欲不振や心臓悪液質を軽減する，心筋細胞の線維化を抑制する，心室頻拍に対する補助的な治療，などの効果が知られている。心筋症の猫に対するオメガ3脂肪酸の有益性はいまだ十分には証明されていないが，健康な猫に必要な量の3倍量の給与を推奨する報告もある[8]。

在宅看護

　家庭では，飼育環境の変化，乗車，通院，シャンプーやトリミングなどによる緊張や恐怖の心理的負担や過剰な運動について，頻拍につながると考えられる事象は最小限にとどめるよう飼い主には十分な注意を促している。日常は猫の一般状態に加えて特に肉球，舌や歯茎などの血色，歩様，活動後の疲労度をよく観察し，無症候の時から日々の安静時呼吸数と可能であれば心拍数も記録することを習慣づけるように勧めている。安静時の正常呼吸数は20回/分を目安に，個体ごとの平素の安静時呼吸数を把握しておき，それと比較して明らかな増加傾向が認められる時には，うっ血性心不全を発症していないか確認するために受診する必要があることを説明する。

Case Presentation

左室流出路閉塞とSAMを認めた無徴候の猫の長期経過

症例
スコティッシュ・フォールド，5カ月齢，未去勢雄。

主訴および来院目的
主治医のもとで心雑音を指摘され，心臓精査を目的に来院した。

身体検査
体重2.5 kg，心拍数240 bpm，左側心基底部を最強点とするLevine Ⅱ/Ⅵの収縮期性雑音を聴取した。

胸部X線検査（図5）
VHSは8.6 v，CTRは60％で，側面像に軽度な心拡大を認めた。

心エコー図検査（図6a）
軽度の左室流出路閉塞とSAMを認めた。拡張末期中隔厚4.1 mm，拡張末期後壁厚4.1 mm，左室内径短縮率63.1％を示した。

診断
年齢と体重を勘案して，左室肥大傾向をともなうSAMと判断した。

治療と経過
カルベジロール（0.1 mg/kg，24時間ごと）を開始した。

4カ月後
左室流出路閉塞とSAMは消失し，カルベジロールを漸減した。

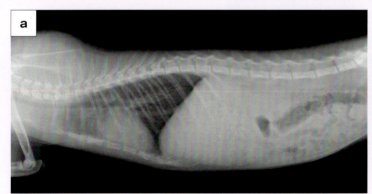

図5a 初診時胸部X線検査 LR像

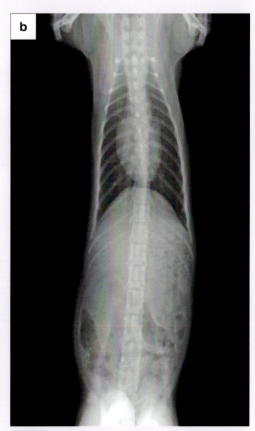

図5b 初診時胸部X線検査 DV像

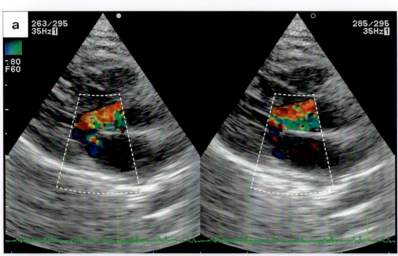

図 6a 初診時の右傍胸骨左室長軸像
左室流出路閉塞と僧帽弁逆流が観察された。

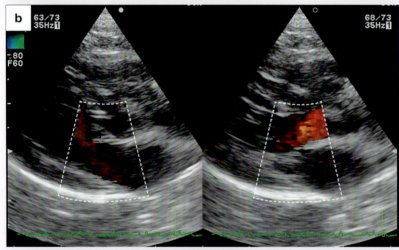

図 6b 1 年後
左室流出路閉塞と僧帽弁逆流は認められなかった。

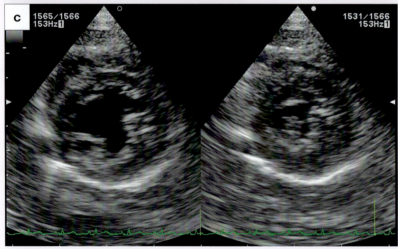

図 6c 1 年後の左室短軸像
左室の形態や収縮性に異常は認められなかった。

1 年後

左室流出路閉塞と SAM は認められず，カルベジロールは休薬した（図 6b, c）。

以降はおよそ 6 カ月ごとに経過観察を実施して，3 年 7 カ月後まで変化は認められなかった（図 6d）。

4 年後

呼吸状態が悪化して近医を受診し，肺水腫および胸水

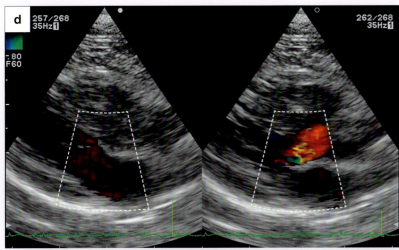

図6d 3年7カ月後
左室流出路閉塞と僧帽弁逆流は認められなかった。

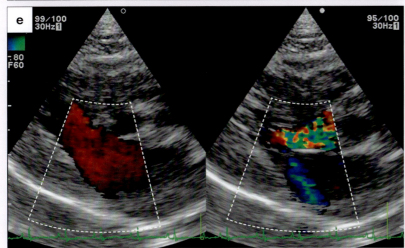

図6e 4年4カ月後
左室流出路閉塞と僧帽弁逆流および左房拡張を認めた。

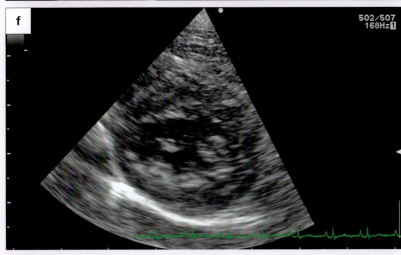

図6f 4年4カ月後の左室短軸像
軽度な左室肥大と左室後壁で心内膜輝度の増強および不整形を認めた。

貯留と診断された。

ベナゼプリル0.3 mg/kg, 12時間ごと, ピモベンダン0.3 mg/kg, 12時間ごと, ラシックス0.7 mg/kg, 12時間ごとを処方され, 投薬を継続された。

4年4カ月後（図6e, f）

左室流出路閉塞とSAM, 左房拡張, 左室後壁で心内膜輝度の上昇と肥厚, 拡張末期心室中隔厚5.1 mm, 拡張末期左室後壁厚5.6 mm, 左室内径短縮率50.5%

を確認し，RCMを疑診した。処方されていた薬は漸減し，低用量からカルベジロールを開始，漸増した。

5年5カ月後

カルベジロール0.1 mg/kg，12時間ごと，ピモベンダン0.15 mg/kg，12時間ごと，エナラプリル0.15 mg/kg，24時間ごとで維持しており，左室流出路閉塞，SAMおよび心臓の形態に変化はなく，臨床症状の再発は認められていない。

症例の考察

本症例では血行動態や心臓形態にβ遮断薬の継続を支持する根拠が消失したため，カルベジロールの漸減・休薬を行った。休薬後は，半年ごとの定期観察を継続していたが，3年7カ月後の検診までは，血行動態や心臓形態に悪化徴候は認められていなかったものの，検診5カ月後には突然のうっ血性心不全を診断された。心不全の発症から4カ月後の検査ではRCMを疑う所見が認められており，転帰の時期や誘因は明らかではないが経過観察の不足と判断されることから，休薬した症例はモニタリングをむしろ強化することが必要と考えられた。

おわりに

今日でもなお心雑音が聴取された猫に対して，とりあえずACE阻害薬が投与されているような事例が後を絶たない。猫の心筋症は臨床徴候を発現した後ではいずれも長期管理が困難なことが多く，無徴候で検出された猫の無徴候期間をいかに延長しうるかが重要であると考える。そのためにはまず現存する病態を正確に把握することと，それに正しく適応する内科管理が確立される必要がある。

参考文献

1. Ferasin, L., Sturgess, C. P., Cannon, M. J., et al. (2003): Feline idiopathic cardiomyopathy: a retrospective study of 106 cats (1994-2001). *J. Feline Med. Surg.*, 5: 151-159.
2. Fox, P. R. (1999): Feline cardiomyopathies. In: Textbook of Canine and Feline Cardiology, 2nd ed., pp. 621-678, W. B. Saunders, Philadelphia.
3. Ferasin, L. (2012): Feline cardiomyopathy, In Practice, 34: 204-213.
4. Payne, J., Luis Fuentes, V., Boswood, A., et al. (2010): Population characteristics and survival in 127 referred cats with hypertrophic cardiomyopathy (1997 to 2005). *J. Small Anim. Pract.*, 51: 540-547.
5. Côté, E., MacDonald, K. A., Meurs K. M., et al. (2011): Feline Cardiology, pp. 103-175, Wiley-Blackwell, Chichester.
6. Johns, S. M., Nelson, O. L., Gay, J. M. (2012): Left atrial function in cats with left-sided cardiac disease and pleural effusion or pulmonary edema. *J. Vet. Intern. Med.*, 26: 1134-1139.
7. Dixon-Jimenez, A. C., Brainard, B. M., Brooks, M. B., et al. (2016): Pharmacokinetic and pharmacodynamic evaluation of oral rivaroxaban in healthy adult cats. *J. Vet. Emerg. Crit. Care*, 26: 619-629.
8. Freeman, L. M., Rush, J. E., Kehayias J. J., et al. (1998): Nutritional alterations and the effect of fish oil supplementation in dogs with heart failure. J. Vet. Intern. Med., 12: 440-448.
9. Mischke, R., Schmitt, J., Wolken, S., et al. (2012): Pharmacokinetics of the low molecular weight heparin dalteparin in cats. *Vet. J.*, 192: 299-303.

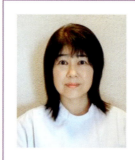

柴﨑 美佳 Sibazaki, Mika
関西動物ハートセンター

心疾患の猫たちばかりを前にして，「最少の負担で最大の治療効果」を導くことに没頭する毎日ですが，診断にも治療にも，猫には何より繊細な感覚が求められると感じています。どんなに激しいFighter猫でも検査中はうっとり穏やかに寛がせる秘技が得られれば，と妄想することもしばしばです。

特集①-4

猫の心筋症の治療

猫専門病院での取り組み

山本宗伸
Yamamoto, Soshin

point
- 肥大型心筋症は猫種によって病態が異なることがある。
- 猫の性質を理解した上で穏便に検査する。
- 治療が限られる場合は優先順位を明確にし、納得してもらえるインフォームを心がける。

はじめに

　当院(Tokyo Cat Specialists)は，猫専門病院として総合診療を行っており，来院動物のすべてが猫である。しかし循環器科が標榜科ではないので，飼い主の自主的なセカンドオピニオンを求めての来院はあっても，紹介を受けて循環器疾患の猫が来院することはほとんどない。そのため心筋症，特に肥大型心筋症(HCM)の症例が集まる傾向にあるが，反対にそれ以外の循環器疾患はまれである。2018年6～8月のカルテを調べたところ純粋な循環器疾患で来院している猫は全体の約3％程度あった。国内の動物保険会社の調査でも，猫の循環器疾患の請求割合が2.2％と報告されている[1]。この報告より循環器疾患の割合が若干高いのは，当院では健康診断や7歳以上の術前検査に心エコー図検査を組み込んでいるためと考えられる。また同様の調査で犬は4.6％であることから，やはり猫は犬よりも循環器疾患が少ない動物であるといえる。

　循環器疾患の取り組みにおいて特に気をつけているポイントは，猫の性質を理解しストレスを最小限に抑え，検査を正確に行う点である。ヒトでも大きなストレスは心臓病を発症，または悪化要因であることは明らかになっており，これは猫でも当然当てはまると考える[2]。循環器の性質上，ストレスがかかると検査結果に強く影響を及ぼし，また通院や投薬のストレスは心臓病の悪化を早めてしまうおそれがある。

　当院では往診も積極的に行っており，看護師と2名での往診は，X線検査を除くすべての検査が実施可能である。飼い主が多忙であること，さらに心臓病を罹患した猫に移動をさせたくないという要望は強く，循環器疾患猫の往診件数は年々増えている。

　また当院の患猫は58.2％（2016～2018年）が純血種であるため，品種による違いも院内で情報を共有し意識しながら診察を行っている。心筋症の理論や心エコー図検査のテクニックは循環器専門医が執筆している項に譲り，キャットフレンドリーな検査と治療について述べていきたい(図1)。

猫種による心筋症の違い

　上記のとおり当院の患猫は半数以上が純血種である。同

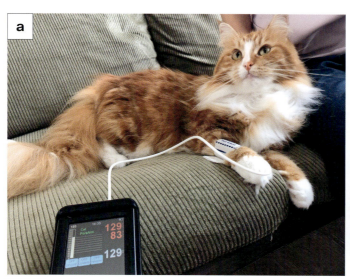

図1a　往診先での血圧測定
持ち運びに便利な血圧計，猫の測定部位別にも対応。PLYMPUS ペットマップ　グラフィックⅡ

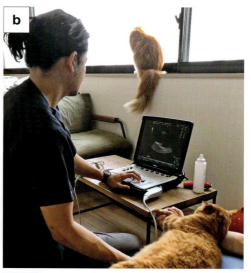

図1b　往診先でのエコー検査
エコー台は重いが持っていかないと必ず後悔する。光度が調整できないデメリットはある。GE LOGIQ e Premium

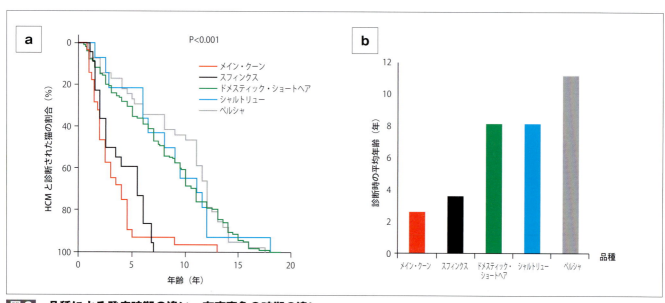

図2　品種による発症時期の違い，有害事象の時期の違い
HCMの影響を受けて，344頭の肥大型心筋症の猫（ドメスティック・ショートヘア　239頭，ペルシャ　41頭，スフィンクス　22頭，メイン・クーン　28頭，シャルトリュー　14頭）の診断時の年齢，症状，生存期間。a．年齢に応じ，HCMと診断された猫の割合を示す，カプラン・マイヤー曲線。b．診断時の年齢中央値を示す棒グラフ。診断時の発症年齢と中央値はそれぞれ，メイン・クーン 2.5（0.8〜13.0）歳齢，スフィンクス 3.5（1.1〜7.0），ドメスティック・ショートヘア 8.0（0.5〜19.0）歳齢，シャルトリュー 8.0（1.5〜18.0）歳齢，ペルシャ 11.0（0.9〜17.5）歳齢。文献3）より引用・改変。

じ肥大型心筋症でも個々の猫種によって臨床像が異なるので，予後などのインフォームには注意が必要である。ある研究では5品種（ドメスティック・ショートヘア，ペルシャ，スフィンクス，メイン・クーン，シャルトリュー）の肥大型心筋症の猫344頭の診断時の年齢，症状，生存期間などを調べている。メイン・クーンとスフィンクスの発症年齢はそれぞれ中央値は2.5歳と3.5歳と，ドメスティック・ショートヘアの発症中央値8歳と比べてかなり早いことがわかる[3]（**図2**）。また何らかの原因で死亡する生存期間を比較するとやはりメイン・クーンが最も短い。

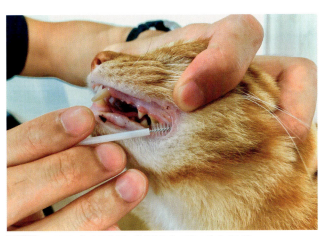

図3　スワブでDNAを採取しているところ
歯肉からDNAをサンプリングしている。サンプリング前1時間は絶食絶水し、サンプル後はチューブなどで密封せず提出することで検査精度が高まる。

またメイン・クーンにおいては上腕骨の長さと肥大型心筋症の発症と有意な関連性が認められている[4]。近年極端に大きいメイン・クーンが来院することがあるが，過剰な猫の巨大化は心筋症の発症率を高めるのではないかと危惧される。そのほかにも，ボディ・コンディション・スコア（BCS）が高い猫は肥大型心筋症の発症率が高まるため，大型の肥満猫には日頃から注意を促している[5]。

メイン・クーンとラグドールはHCMと関連する遺伝子変異が特定されており，メイン・クーンでは変異がヘテロの場合1.8倍，ホモの場合18倍[6]の肥大型心筋症のリスクが高い[7,8]。これらの変異はコマーシャルラボで検査することができ，スワブで口腔内の細胞を採取するだけでよいので，飼い主の希望があれば若齢の健康診断時に対象品種に対して行っている（図3）。

検査

もし猫が検査に協力的な動物であったら，心筋症の診断・治療ははるかにシンプルになっているだろうが，そうはいかないのが猫である。実際には猫特有の性質があらゆる検査に影響を及ぼす。例えば聴診において喉鳴らし（Purring）が検査の障害になることがあり，これに対しては蛇口から流れる水を猫に聞かせると喉鳴らしが止まる（成功率81％）という研究があるが，実際にこの報告ほど効果的ではないように感じる[9]。各種検査は可能な限り飼い主に同席してもらい，猫の扱いに長けた看護師に保定してもらうだけでも検査の難易度は大きく下がる。

聴診

聴診は重要な検査であるが，肥大型心筋症の猫で心雑音がでるのは53％で，27％は全く心音異常を示さない[10]。また診療室内での猫は心拍数が上昇する。ある研究では小型のデバイスを健康な猫に装着し，自宅，動物病院の静かな場所，保定された状態で心拍数を測定した結果，それぞれ平均132回/分（標準偏差±19），150回/分（標準偏差±23），187回/分（標準偏差±25）であった[11]。そのため真の数値を得るために，心拍数の測定法をレクチャーし，自宅で測定してもらっている（図4）。

血圧測定

血圧は治療方針にも直結する項目だが，やはりストレスの影響を受ける。ある研究では自宅と病院を想定したオフィスでの猫の血圧を比較したところ70mmHg以上，上昇した個体もあった[12]。病院で猫がどの程度のストレスを受けているか客観的に評価することは難しい。猫の体勢や耳の向きなどでストレスレベルを7段階に評価するキャットストレススコアがあり（表）[13]，この指標で3までの猫であれば病院でも，参考になる数値が取れていると経験的に感じる。安価な動物用血圧計を購入してもらい，自宅で飼い主に測定してもらう方法も試みたが，妥当な数値はとれなかった。覚醒時の猫の血圧測定は必ずトレーニングが必要であり，明確な測定方法は確立されていないが，各施設ごとにルールを決めておくべきである[14]。

●当院での血圧測定時のルール
- 静かな環境で飼い主と同室し10分以上経過（問診時間含む）してから測定。
- 測定部位，カフサイズを記録。
- 測定部位は前肢，尾，後肢の順番で優先して測定する。
- 可能な限り伏臥位の姿勢で測定する。

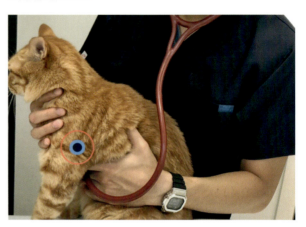

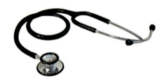

図4 飼い主が家で復習できるよう紙，またはウェブページに測り方をまとめておく。

胸部X線検査

　心陰影だけでなく肺水腫，胸水の有無を確認するため，胸部X線検査の意義は高い。心陰影のサイズを評価するために椎骨心臓スケール(VHS)が用いられており，猫での参考範囲は7.5±0.3であるが，VHSの欠点は心臓の拡張は検出できるが，求心性肥大は反映しないことである[15]。猫は犬ほど品種による体格差がないため，参考範囲は猫種を問わず一定であると考えられている。

心エコー図検査

　左室肥大の診断基準は施設により若干異なるが，当院では最大拡張期の左室自由壁，もしくは心室中隔厚が6mmを超えた場合，品種を問わず左室肥大と診断している。9mm以上はHCMの予後悪化因子であると報告されている[16]。その他に以下の項目は病態の分類に最低限必要なため必ず確認している。

　往診先でも心エコー図検査を実施もしているが，往診先では医療機器，薬剤が限られるため心不全状態の猫の保定にはより注意が必要である。実際に初診の循環器疾患が疑われる猫の往診で，エコー図検査時に呼吸状態が悪化し，斃死してしまった苦い経験がある。猫にとって見知らぬ人間が自宅に入ることは，循環動態を悪化させる十分な原因になるため，まずは猫がいない部屋もしくは玄関で問診を行い，リスクについての説明をインフォームするべきである。

●心エコー図検査で最低限確認している項目
・左心房のサイズ(LA/Ao)
・僧帽弁逆流の有無
・左室流出路狭窄の有無
・僧帽弁収縮期前方運動の有無
・心内膜の輝度
・もやもやエコー像の有無
・血栓の有無

血液検査

　甲状腺機能亢進症は左室肥大を起こす重大な疾患であり，甲状腺機能亢進症による肥大であれば治る可能性があるため，循環器疾患の猫では必ず測定している。また心臓バイオマーカーの1つであるNT-proBNPは無徴候性のHCM

表　キャットストレススコア

スコア	全身	腹部	四肢	尾部	頭部	眼部	瞳孔	耳介	ひげ	鳴き声	活動性
1. 非常にリラックス	非：横ある いは仰向けで 寝る。活：NA	さらけ出し、ゆっくり呼吸。	非：いっぱいに伸ばす。活：NA	非：伸ばしている、あるいはゆったりと巻いている。活：NA	地面に付ける。あるいは顎は上げている。	つぶっている、あるいは半分閉じている、ゆっくり瞬きすることがある。	普通（光の状態）も考慮。	通常状態（半分後ろ向き）。	通常状態（横向き）。	鳴かない、ある いは軽くゴロゴロする。	寝る、あるいは休息。
2. ややリラックス	非：腹ばい、あるいは半横寝。座る。活：立つ、あるいは歩く。背は水平。	さらけ出す、あるいは隠す。ゆっくりあるいは普通の呼吸。	非：折り曲げている。後肢を伸ばしていることもある。活：立っている時は伸ばしている。	非：伸ばしている、あるいはゆったりと巻いている。活：上に向けている、あるいは下げている。	地面に付ける。あるいは体の上に乗せて、何らかの動きがある。	つぶっている、あるいは半分閉じている、あるいは通常の状態で開いている。	普通（光の状態）も考慮。	通常状態（半分後ろ向き、あるいは前方に向ける）。	通常状態（横向き）、あるいは前方。	鳴かない。	寝る、あるいは休息、動きを伴い、遊びのこともある。
3. やや緊張	非：腹ばい、あるいは座る。活：立つ、いは歩く、前肢より後躯を下げる姿勢。	隠す。普通の呼吸。	非：折り曲げている。活：立っている時は伸ばしている。	非：体の上、あるいは下方に丸める、ひきつっていることがある。活：立てる。下方向に固くずっと引っ張っていることがある。	体の上に乗せる、何らかの動きがある。	通常の状態で開いている。	普通（光の状態）も考慮。	通常状態（半分後ろ向き、あるいは前方に向ける）、あるいは、前後に動かす。	通常状態（横向き、あるいは前向きでつかすか に緊張。	ニャーと鳴く、あるいは静か。	休息、起きて活発に探索。
4. 非常な緊張	非：になる、あるいは座る。活：立つ、いは歩く、前肢より後躯を下げる姿勢。	隠す。普通あるいは速い呼吸。	非：折り曲げている。活：立っている時は、前肢は前方に押し付け後肢を折り曲げている。	非：体に近づける。活：下方向に丸める、あるいは前方に丸める、ひきつっていることがある。	体の上に乗せる、あるいは体に押し付ける。動きが少なくなる。	大きく見開いている。あるいは固く閉じる。	普通、あるいは部分的に散大。	正面か後方に立ててくっつける。また は、前後に動かす。	通常状態（横向き、あるいは前向きで緊張）。	ニャーと鳴く、あるいは静か。	震えながらの睡眠、休息や警戒、探索することもある。逃亡の試み。
5. 恐怖で硬直	非：腹ばい、あるいは座る。活：立つ、地面近くでいる、前肢より後躯を下げる姿勢。	隠す。速い呼吸。	非：折り曲げている。活：地面近くて、折り曲げている。	非：体に近づける。活：前方へ丸める、体に近づける。	体と水平にする。ほとんど動かない。	大きく見開いている。	散大。	一部を平らにしてくっつける。	横向き（通常状 態）、あるいは、前後に動かす。	悲しげに鳴く、あるいは唸る、あるいは静か。	警戒、積極的に逃亡することもある。
6. 強い恐怖	非：腹ばい、四肢端を直体にてつけってまる。活：全身を地面に近づけすって進む。全身震えることもある。	隠す。速い呼吸。	非：折り曲げている。活：地面近く、折り曲げている。	非：体に近づける。活：前方へ丸める、体に近づける。	地面に近づける。動かなくなる。	全開状態。	完全に散大。	全体を平らにしてくっつける。	後ろ向き。	悲しげに鳴く、唸鳴、あるいは静か。	警戒して活発に徘徊。
7. 戦慄状態	非：四肢端を直接に付けて地面にうずくまり、震える。活：NA	隠す。速い呼吸。	非：折り曲げている。活：NA	非：体につける。活：NA	体より低くする。動かなくなる。	全開状態。	完全に散大。	全体を平らにして後方にくっつける。	後ろ向き。	悲しげに鳴く、唸鳴、あるいは静か。	警戒して不動。

非：非活動中、活：活動中、NA：あてはまらない
文献13）より引用・改変。

を高い感度，特異度で検出できるため，中年齢以上の健康診断の項目に組み込んでいる[17]。自身の心エコー図検査で得られた印象とNT-proBNPの数値にずれがあった場合，循環器専門医を紹介し精査を依頼している。

治療

猫のHCMの治療に関する明確なガイドラインは存在しないため，各々の診療施設で少ないエビデンスと経験，理論に基づき行われているのが現状である。循環器専門医もしくは循環器に関心が高い臨床医を対象にした，状態別HCMに対するアンケートを行った報告があり，一部参考にしている[18]。また猫の性質上薬を嫌がる個体がほとんどであるため，薬の形状，投与頻度，投薬数を意識して処方している。薬数が増えると，投薬コンプライアンスが低下するだけでなく，猫のストレスにもなるため，例外はあるが薬数は3種類以下，併発疾患がある場合でも5種類以下に抑える努力をしながら治療している。また似たような薬効を示すものは理論よりも，個々の猫の好みの形状を尊重し，投薬回数が少なくて済むものを使用することもある。

1. 無徴候のHCMに対する治療

健康診断や術前検査（当院では7歳以上の麻酔をかける猫は心エコー図検査を実施している），また身体検査で雑音，不整脈が認められた結果発見されたHCMは通常無徴候性である。無徴候のHCMに対しては以下の4点を確認し治療内容を調整する。以下のa, b, c, dがすべて認められない場合は3～6カ月ごとの経過観察を提案している。しかし6カ月後の再診と伝えても難色を示す飼い主がおり，これは人医療では心疾患が死因の2位[19]になっているためか心臓病に対する恐怖が強いものと考えられる。慎重な飼い主の場合，心情を汲み取り，まずは1カ月後，その後2カ月，3カ月とリチェックの間隔を徐々に伸ばし，その間に飼い主の心を落ち着かせる方法をとることもある。また若齢の純血種ではHCMの進行が速いことがあるので，同様に最初は短い間隔で再検査している。

a. 左房の拡大の有無

左房の拡大は血栓形成のリスクが上昇するため，中程度以上の左房の拡大が認められる場合，抗血栓薬を処方している[10]。左房の拡大の程度は成書を参考にLA/Ao 1.51～1.79を軽度，1.80～1.99を中程度，2.00以上を重度としている[20]。

2. 血栓予防治療

アスピリンは3日に1回，さらに薬剤自体が小さく，食事に混ぜてしまえば投薬の手間が最も少ない。しかし，以下の2点を説明すると多くの飼い主はクロピドグレルを選択するし，筆者も可能であればクロピドグレルを第一に勧めている。1点目はアスピリンと比較してクロピドグレルのほうが有意に生存期間が延長するという報告がある点，2点目はアスピリンを含むNSAIDsは，きわめてまれではあるが腎障害を起こす可能性があり[21]，その点をインフォームしなければならず，その結果多くの飼い主がアスピリンを敬遠する傾向にある。しかしクロピドグレルの味は猫にとって特に受け入れ難いようで，結果的にアスピリンを選択することもある。

経口摂取が不可能な猫がまれにいる。口内炎を併発していて口を触られることを忌避する場合や，獣医師が行っても投与ができないほど泡を吐くケースであり，これは猫と飼い主の両者にとって大きなストレスである。その場合はダルテパリンの皮下注射にすることで両者のストレスが大きく下がることがある。糖尿病猫の飼い主がインスリン注射ができるようになるように，血栓予防の重要性を理解してもらえば，ダルテパリンの皮下注射もほとんどの飼い主に受け入れられるはずである。成書には1日2～4回の摂取が推奨されているが，現実的にはほとんどのケースで1日2回の投与が限度である。またダルテパリンとクロピドグレルを両方使うなどの併用はしていない。

当院で主に使用する用量
アスピリン　5mg/cat. PO, 72時間ごと
クロピドグレル　18.75mg/cat. PO, 24時間ごと　3kg以下の場合調整
ダルテパリン　１００IU/kg. SC, 12時間ごと

アンジオテンシン変換酵素阻害薬（ACEI）

　ACEIがHCMの心壁厚を薄くさせる，あるいは進行を遅らせるエビデンスはない。文献18の循環器専門医を含んだ獣医師へのアンケートでの報告では，左房の拡大のみの猫の1～2割，左房の拡大に加えて左室流出路閉塞と僧帽弁収縮期前方運動がみられる場合は約3割，重度の左房拡大と左室流出路閉塞と僧帽弁収縮期前方運動がみられる場合は7割，でACEIを処方していた。当院では中程度の左房拡大を認めた場合，血栓予防薬と一緒にACEIの投与を開始している。またアンジオテンシンII受容体拮抗薬（ARB）のテルミサルタンは液剤が入手可能であり，錠剤の投与が困難な猫ではACEIの代わりに使うこともある。現在のところ猫の心疾患に対して認可はとれていないため，心疾患に対しての効果や用量は明らかになっていないが，慢性腎臓病のタンパク尿抑制量と同量から投与している。

当院で主に使用する用量
ベナゼプリル　0.25～0.5mg/kg, PO, 12～24時間ごと
テルミサルタン　1mg/kg, PO, 24時間ごと

b. 高血圧の有無

　高血圧症がある場合，高血圧症による心筋肥大の除外と後負荷軽減作用を目的として，無徴候でも降圧剤を投与している。猫の収縮期血圧の正常値は100～150mmHgであるが，180mmHg以上を治療対象としている[22]。最初にACEIまたはARBを使用するが，猫がACEIまたはARB単体で血圧が下がることは少ないと感じている。ACEIまたはARBでの反応が悪い場合，アムロジピンを追加している。低血圧による有害反応を考慮し，体重にかかわらず最低用量0.625mg/頭, sidでスタートし，1週間以内に血圧の再測定のために来院してもらう。

当院で主に使用する用量
アムロジピン　0.625～1.25mg/cat, PO, 24時間ごと

c. 不整脈の有無

　心室頻拍などの頻脈性不整脈がある場合，β遮断薬で治療している。洞頻脈であっても，安静時心拍数が250回/分を超える場合はアテノロールの使用が推奨されている[23]。これもやはり低血圧による有害反応を考慮し，低用量で開始している。猫の心拍数の正常値は140～220回/分と幅があり，220回/分以下を目標にしている[22]。

当院で主に使用する用量
アテノロール　6.25～12.5mg/cat, PO, 12～24時間ごと

d. 左室流出路閉塞

　前述のアンケート調査では中程度の左房の拡大を認め，かつ，左室流出路閉塞が認められた場合の5割，さらにこの部位での最大流速が4.8m/秒を超えた場合の約9割がβ遮断薬を使っているという結果が出ている。最大流速は検査時の興奮やストレスでも増大するため，当院で左室流出路閉塞があり最大流速が4.5m/秒を超える場合，アテノロールを処方している。

当院で主に使用する用量
アテノロール　6.25～12.5mg/cat, PO, 12～24時間ごと

3-1　心不全徴候を示すHCMに対する救急治療

　救急患者として来院した場合，まずは酸素化をし，状況により鎮静薬を投与する。当院ではブプレノルフィンを皮下投与することが多い。胸水貯留があれば優先的に抜去し，安全性を確保してから各種検査に移行する。肺水腫が認められた場合は成書にのっとり，腎機能をモニタリングしながらフロセミドを投与する。内服薬でコントロールできるようになったら通院での治療に切り替えていく。

当院で主に使用する用量
ブプレノルフィン　0.02mg/kg, SC, 6～8時間ごと
フロセミド：1～4mg/kg, IV
静脈内投与が困難な場合は筋肉注射。効果が不十分な場合1～2時間後に再投与

3-2　心不全徴候を示す猫に対する慢性期の治療

　猫の呼吸数は安静時で24～42回/分であるが，健康な猫でも寝ている時に浅い呼吸で42回/分を超えることがあり，飼い主を混乱させる[22]。努力性呼吸がある場合，もし

くは呼吸の様式を問わず持続的に60回/分以上は危険な状態に陥っている可能性が高く，その場合はまずは電話で必ず病院に連絡するように指示する。また運動制限は必要ないが，不仲の同居猫または犬とは距離をおくこと，長距離の移動は控えるよう伝える。

猫のHCMは左心不全でも胸水が溜まることがある。この理由として，胸膜を走行する壁側胸膜静脈は前大静脈内に位置し，そして臓側胸膜静脈は左心房内に廃液しているという説がある[24]。使用する薬剤の基準は基本的には無徴候時と大きく変わらないが，いくつか変更点がある。

a. 胸水の管理

一度胸水が溜まり始めると，利尿薬の使用だけでは胸水が止まらないケースが多いと経験的に感じる。むしろ高窒素血症や低カリウム血症が現れるため，症状が胸水のみの場合は利尿薬の量を積極的に増やすよりも，胸水抜去で管理している。

b. 肺水腫の管理

急性期を脱したら，主に自宅の呼吸数を参考にループ利尿薬を最低用量で調整する。急性期にフロセミドを使うため，そのまま経口のフロセミドに移行することが多い。フロセミドの副作用により，高窒素血漿または低カリウム血症を認めた場合スピロノラクトンとの併用を考慮する。なおスピロノラクトンはメイン・クーン限定で約3割の個体で顔面に潰瘍性皮膚炎が発生したと報告されている[16]。

当院で主に使用する用量
フロセミド　0.5～4mg/kg, PO,SC, 12～48時間ごと
スピロノラクトン　1～2mg/kg, PO, 12時間ごと

ピモベンダン

ピモベンダンはまだ猫の心不全では認可されていないが，心不全の既往歴がある猫の生存期間を有意に延長させたという報告がある[25]。しかし陽性変力作用もあるため，左室流出路閉塞を悪化させる可能性が指摘されている。そのため当院では左室流出路閉塞がない徴候性の心筋症猫には血圧に注意しながら処方しているが，閉塞がある場合は循環器専門医を紹介し判断を仰ぎ，もし専門医の受診を希望されない場合はピモベンダンは投与しない，という方針としている。

当院で主に使用する用量
ピモベンダン　0.2～0.3mg/kg, PO, 12時間ごと

おわりに

実際に猫のHCMの治療をしていると，興奮して血圧の数値があてにならない，攻撃的で心エコー図がまともに観察できないなど思いどおりにいかないことのほうが多い。それらの障害の中でいかに穏便に検査を遂行できるかを猫に試されているように感じる。当院では看護師に血圧を測ってもらうことも多く，もちろんエコー図検査時の保定もしてもらっている。穏便な検査には看護師のスキルに大きく依存するため，猫の扱いに長けた看護師の教育・雇用は検査精度そのものを高めるだろう。

飼い主が自宅で投薬ができない問題も猫では多く，理論よりも剤形や投与頻度を優先することが，結果的に猫のQOLを高めることもあると考える。心臓病の猫を追いかけて投薬することが心臓によいとは思えない。投薬が限られる場合は血栓予防を優先している。血栓の予防効果は実証されており，飼い主の心情としても動脈血栓塞栓症は最も避けたい症状の1つであるからである。このように治療の選択肢が限られる場合でも，飼い主が納得できる治療方針を心がけている。猫の心筋症においても明瞭なガイドラインが作成され，多くの猫が適切に治療ができるようになることを願う。

参考文献

1. アニコム 家庭どうぶつ白書 2017, https://www.anicom-page.com/hakusho/book/pdf/book_201712.pdf
2. 国立循環器病研究センター・循環器病情報サービス，循環器病あれこれ『ストレスと心臓』
URL : http://www.ncvc.go.jp/cvdinfo/pamphlet/heart/pamph95.html
3. Trehiou-Sechi, E., Tissier, R., Gouni, V., *et al.* (2012): Comparative echocardiographic and clinical features of hypertrophic cardiomyopathy in 5 breeds of cats: a retrospective analysis of 344 cases (2001-2011). *J Vet Intern Med*, 26: 532-341.
4. Freeman, L.M., Rush, J.E., Meurs, K.M., *et al.*(2013): Body size and metabolic differences in Maine Coon cats with and without hypertrophic cardiomyopathy. *J Feline Med Surg*, 15: 74-80.
5. Payne, J.R., Brodbelt, D.C., Fuentes V.L.(2015): Cardiomyopathy prevalence in 780 apparently healthy cats in rehoming centres (the CatScan study). *J Vet Cardiol*, 17: 244-257.
6. UC DAVIS veterinary medicine . Veterinary Genetics Laboratory『Cat Tests』

URL : https://www.vgl.ucdavis.edu/services/cat/
7. Meurs, K.M., Sanchez, X., David, R.M., *et al.*(2005) : A cardiac myosin binding protein C mutation in the Maine Coon cat with familial hypertrophic cardiomyopathy. *Hum Mol Genet*, 14: 3587-3593.
8. Meurs, K.M., Norgard, M.M., Ederer, M.M., *et al.*(2007) : A substitution mutation in the myosin binding protein C gene in ragdoll hypertrophic cardiomyopathy. *Genomics*, 90: 261-264.
9. Little, C.J., Ferasin, L., Ferasin, H., Holmes, M.A.(2014) : Purring in cats during auscultation: how common is it, and can we stop it? *J Small Anim Pract*, 55: 33-38.
10. Rush, J.E., Freeman, L.M., Fenollosa, N.K., *et al.*(2002) : Population and survival characteristics of cats with hypertrophic cardiomyopathy: 260 cases (1990–1999). *J Am Vet Med Assoc*, 220: 202-207.
11. Abbott, J.A.(2005) : Heart rate and heart rate variability of healthy cats in home and hospital environments. *J Feline Med Surg*, 7: 195-202.
12. Belew, A.M., Barlett, T., Brown, S.A.(1999) : Evaluation of the white-coat effect in cats. *J Vet Intern Med*, 13: 134-142.
13. Overall, K. L. (2013) : Manual of Clinical Behavioral Medicine for Dogs and Cats, Mosby, Elsevier.
14. Brown, S., Atkins, C., Bagley, R., *et al.*(2016) : Guidelines for the identification, evaluation, and management of systemic hypertension in dogs and cats. *J Vet Intern Med*, 30: 1553-1553.
15. Litster, A.L., Buchanan, J.W.(2000) : Vertebral scale system to measure heart size in radiographs of cats. *J Am Vet Med Assoc*, 216: 210-214.
16. MacDonald, K.A., Kittleson, M.D., Larson, R.F., *et al.* (2006) : The effect of ramipril on left ventricular mass, myocardial fibrosis, diastolic function, and plasma neurohormones in Maine Coon cats with familial hypertrophic cardiomyopathy without heart failure. *J Vet Intern Med*, 20: 1093-1105.
17. Wess, G., Daisenberger, P., Mahling, M., *et al.*(2011) : Utility of measuring plasma n-terminal pro-brain natriuretic peptide in detecting hyeypertrophic cardiomyopathy and diffrentiating grades of severity in cats. *Vet Clin Pathol*, 40: 237-244.
18. Rishniw, M., Pion, P.D.(2011) : Is treatment of feline hypertrophic cardiomyopathy based in science or faith ? A survey of cardiologists and a literature search. *J Feline Med Surg*, 13: 487-497.
19. 平成29年人口動態統計　厚生労働省. https://www.mhlw.go.jp/toukei/saikin/hw/jinkou/geppo/nengai17/dl/kekka.pdf
20. 石田卓夫 総監修：猫の診療指針 Part1, 緑書房, 東京.
21. Hogan, D.F., Fox, P.R., Jacob, K., *et al.*(2015) : Secondary prevention of cardiogenic arterial thromboembolism in the cat: The double-blind, randomized, positive-controlled feline arterial thromboembolism; clopidogrel vs. aspirin trial (FAT CAT). J Vet Cardiol, 17: 306-317.
22. Peterson, M. E (2015): APPENDIX Ⅲ Approximate Normal Ranges for Common Measurements in Dogs and Cats. In: Blackwell's Five-Minute Veterinary Consult: Canine and Feline 6th ed. WILEY Blacjwell. 129643/140504. The Animal Medical Center, NY.
23. Côté, E., MacDonald, K.A., Meurs,K.M., *et al* .(2011) : Feline Cardiology. Wiley-Blackwell, Hoboken.
24. Côté, E., MacDonald, K.A., Meurs,K.M., *et al*.(2011) : Hypertrophic Cardiomyopathy, *In*: Feline Cardiology(Côté, E., MacDonald, K.A., Meurs,K.M., *et al*). pp.103-175, Wiley-Blackwell, Hoboken.
25. Reina-Doreste, Y., Stern, J.A., Keene, B.W., *et al*. (2014) : Case-control study of the effects of pimobendan on survival time in cats with hypertrophic cardiomyopathy and congestive heart failure. *J Am Vet Med Assoc*, 245: 534-539.

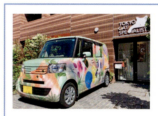

山本 宗伸
Yamamoto, Soshin
猫専門病院
Tokyo Cat Specialists

最近，往診車をキャット仕様にしました。派手すぎるかと心配しましたが，飼い主さんの反応も良好です。この車で毎週楽しく往診しています。

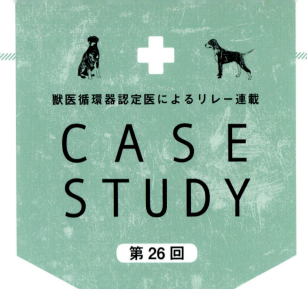

獣医循環器認定医によるリレー連載

CASE STUDY
第26回

第3度房室ブロックによる失神を繰り返す症例に対し，ペースメーカー植込みを行った1例

高橋新音
Takahasi, Arane

JASMINEどうぶつ循環器病センター
認定医 No.14003

はじめに

徐脈性不整脈は，心筋刺激伝導系が何らかの理由により障害され，または自律神経に関連して認められる。内科療法に反応しない場合は，致命的となる。ペースメーカーを設置することで救命することができる場合もあり，その典型症例について報告する。

症例

動物
ポメラニアン，避妊雌，12歳11カ月齢，体重3.05 kg

主訴
徐脈に対する精査を希望し，急遽来院された。受診3日前まではいつも通りに生活していた。受診前日の朝と夕方に嘔吐したため，紹介病院で制吐薬と皮下点滴による対症療法を実施した。その際の心音は，聴取困難であった。

病歴・治療歴
子宮蓄膿症，膝蓋骨脱臼，脱腸(飼い主からの問診情報のため詳細不明)。

表1 来院（初診）時の血球計算と血液生化学検査

軽度の赤血球減少，さらに BUN, CRE, iP, GPT, ALP, LIP, K, CRP の上昇を認めた。

CBC

検査項目（単位）	検査値	基準値
WBC ($10^2/\mu L$)	118.0	60〜170
RBC ($10^4/\mu L$)	546.0 ↓	550〜850
HGB (g/dL)	13.0	12〜18
HCT (%)	36.8 ↓	37〜55
MCV (fl)	67.4	60〜77
MCH (pg)	23.8	19.5〜24.5
MCHC (%)	35.3	32〜36
PLT ($10^4/\mu L$)	28.8	20〜50

生化学検査

検査項目（単位）	検査値	基準値	検査項目（単位）	検査値	基準値
GLU (mg/dL)	101	75〜128	GOT/AST (IU/L)	118 ↑	17〜44
BUN (mg/dL)	>140.0 ↑	9.2〜29.2	GPT/ALT (IU/L)	281 ↑	17〜78
BUN (mg/dL)	165.1 ↑	9.2〜29.2	ALP (U/L)	499 ↑	47〜78
CRE (mg/dL)	2.7 ↑	0.4〜1.4	AMYL (U/L)	761	200〜1400
TP (g/dL)	5.6	5〜7.2	LIP (U/L)	272 ↑	0〜160
ALB (g/dL)	2.6	2.6〜4	Na (mEq/L)	14.2.0	141〜152
TBIL (mg/dL)	0.4	0.1〜0.5	K (mEq/L)	7.3 ↑	3.8〜5
Ca (mg/dL)	10.3	9.3〜12.1	Cl (mEq/L)	103.0	102〜117
IP (mg/dL)	>15.0 ↑	1.9〜5	c CRP (mg/dL)	3.2 ↑	〜0.7
IP (mg/dL)	14.5 ↑	1.9〜5	GLB (g/dL)	3.0	2.4〜4
GGT (U/L)	4 ↓	5〜14			

各種検査所見

身体検査

受診当日の状態は，朝少しだけ鶏ササミ肉を食べたが食欲は減退していた。しかし，排便・排尿に異常はなかった。身体検査では，呼吸状態，可視粘膜，CRT，体表リンパ節は正常であったが，ぐったりしており，心音は微弱で，体温は36.9℃であった。

血液検査

血液検査（CBC）では軽度の貧血と脱水の所見があり，血液生化学的検査では，腎臓，肝臓，膵臓に関連する数値及びカリウム値の上昇を認め，これらの臓器において虚血性の循環不全を呈していることを強く疑った（**表1**）。

胸部X線検査

胸部X線では，心陰影のシルエットが陽性であり，フィッシャーラインを認めたため，胸腔内液体貯留を疑った。脊椎心臓スケールであるVHSは10.1と正常であった。

心エコー図検査

心エコー図検査は動画で示したように右心不全を疑う心室中隔の扁平化と心室収縮をともなわない心房収縮を認めた（**図1，2，動画**）。

心電図検査

重度の徐脈と第3度房室ブロックを認めた。アトロピン負荷試験では心房レートのみ陽性であった。グリコパイロレート，ならびにドブタミンによる有効心拍数の変動は認められなかった（**図3**）。

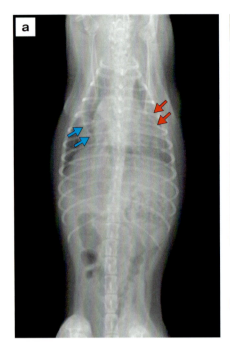
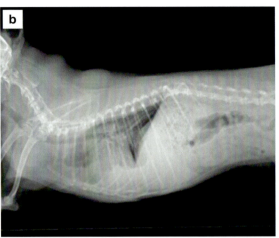

図1 X線検査所見

フィッシャーライン（➡）を認め，肺の一部虚脱（➡）を疑う所見を認めた。腹部消化管のディテールはやや不明瞭であった。また，T12-13に変性性脊椎症を疑う椎体のX線不透過性所見を認めた。

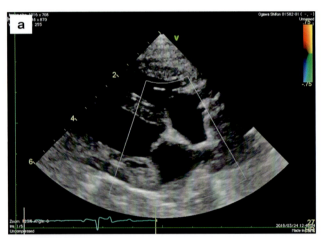

図2a 軽微な僧帽弁閉鎖不全と三尖弁閉鎖不全を認めた。しかし，左心系の拡大は顕著ではなかった。胸腔内液体貯留を認めた。

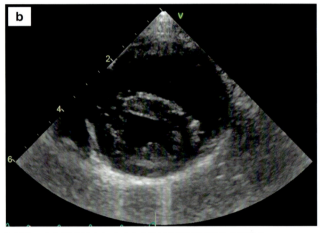

図2b 右心系の拡大による左心室中隔壁の扁平化を認めた。

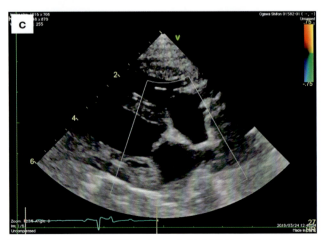

図2c アトロピン負荷試験により，左心房収縮（Atrial kick）のみを認めた。

図2 心エコー図検査

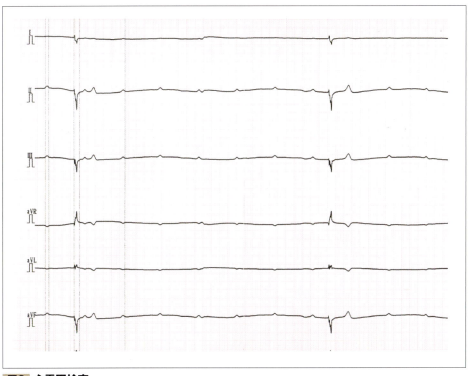

図3　心電図検査
心拍数19bpm，QRS群の持続時間64 ms，平均電気軸は-102°であり，右心負荷パターンを呈している。心室からの補充収縮のみが認められた。

診断

第3度房室ブロック
うっ血性右心不全
低拍出症候群

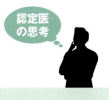

治療方針 ―なぜこの治療を行ったか

内科治療に反応せず，ICU内でも治療待機中もぐったりしており，術前の面会中に一度倒れた。そのため，早急なペースメーカー植込みが必須と判断し，実施することとなった。懸念として，①高齢である，②多臓器に循環不全を疑う所見を認めており，術後腎不全をはじめとする多臓器不全を呈する可能性がある，③右心不全が進行する可能性がある，④現時点で原因不明の炎症が認められる，⑤今回の徐脈が心筋に引き起こされた気質的な異常であった場合，ペースメーカーの使用により急速な心筋への負荷に対して耐えられず，心停止を起こす可能性がある，などの5項目が考えられた。

治療

検査結果を受けて，胸水内容精査のために，胸水を38mL抜去した。胸水の性状はピンク色を呈し，比重は1.028，TPは3.8であった。

そこで，Boston Scientificのシングルチャンバースクリュー型リードとジェネレーターを用いて，心外膜ペースメーカーを埋め込んだ。

麻酔前投薬としてセファゾリン20 mg/kg，麻酔導入薬として，ミダゾラム0.3 mg/kg，フェンタニル5 μg/kg，麻酔維持はフェンタニルおよびイソフルランで行った。イソフルランは1.0 %で維持可能であった。血圧はオシロメトリック法により非観血的にモニタし，循環を維持するために，晶質液輸液と低用量のドブタミンを使用した。術中のフェンタニル使用時間は70分（総量1.3mL），ドブタミン使用時間は155分（1.5γ），酢酸リンゲル液の点滴は140分（6mL/h）であった。

第6肋間から開胸し視野を確保したが，肺には特記すべき肉眼所見は認められなかった。ペーシングリードを右心室心尖部に刺入し，80 bpmでペーシングを行い，イントロゲー

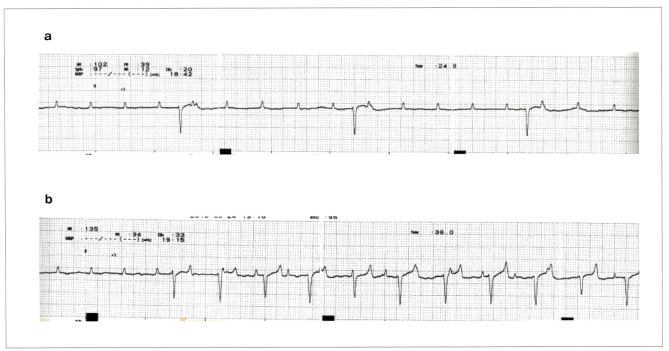

図4 a. ペースメーカー刺入前, b. ペースメーカー刺入・ペーシング開始後

ションを行った。インピーダンスは160程度, 抵抗値は582Ωであった。ペーシング出力は2.5 V, 4 ms, 下限レートは80 bpmに設定した。(図4)。ジェネレーター接続したジェネレーターとリードは, 皮下に設置した。ペースメーカー設置後の血圧は収縮期104/拡張期60 (平均82) と良好であった。麻酔中にはその他のバイタルも比較的安定していた。

麻酔 (挿管) 時間は2時間18分, 手術時間は1時間22分であった。術後の循環管理のため, 尿道カテーテルを設置した。術中の酸素飽和度は100%酸素下で良好であり, 覚醒前にFIO₂を40%まで落としても状態が安定していることを確認して覚醒させた。

術後の経過

夜間には, 一時呼吸促迫とクンクン鳴く様子を認めたため, フェンタニルの使用を中止したところ, 落ち着いて眠れるようになった。ペースメーカー設置直後には, 自己拍動がかなり速いレートで認められたが, 一般状態は良好であった。ドレーンは胸水貯留がないことを確認し, 翌朝に抜去した。来院時の体重3.05 kgと比較して, 翌朝は2.84kgと循環血液量の減少を疑う所見が認められた。術後1日目の血液検査結果からは, 全身の炎症および脱水所見が得られた (表2)。尿量が15〜20mL/hであり, それに対して輸液量が15mL/hであったことが関連していると考えられた。血圧は測定不能で脈圧も微弱であったため, 容量負荷による改善を図った。晶質液輸液により起立可能になり, 自力飲水し, 脈圧も十分に触れるようになり, 一般状態は良好となった。

ペースメーカー埋込み後から翌々日にかけて160bpm前後の持続性の頻拍を認めたが, その後はペーシング調律にて安定したことを確認している (図5)。

退院後検診

術後1カ月検診では抵抗値を含めたペーシングリードとジェネレータの位置および稼働状況の異常は認められなかった。ペースメーカーのイントロゲーションにて, ペーシング開始0日, 1日に頻拍が確認されたが, 退院後に呼吸が荒くなったこととは関連ないと考えられ, それ以降に頻拍は確認されていない。イントロゲーションでは特に異常はなかったため, ペースメーカーの設定は変更せず経過を観察している。

表2 術後翌日の血液検査結果

CBC

検査項目（単位）	検査値	基準値
WBC ($10^2/\mu L$)	165.0	60～170
RBC ($10^4/\mu L$)	745.0	550～850
HGB (g/dL)	16.7	12～18
HCT (%)	50.5	37～55
MCV (fl)	67.8	60～77
MCH (Pg)	22.4	19.5～24.5
MCHC (%)	33.1	32～36
PLT ($10^4/\mu L$)	44.8	20～50
LY ($10^2/\mu L$)	8.0 ↓	10～48
MO ($10^2/\mu L$)	1.0 ↓	2～14

検査項目（単位）	検査値	基準値
EO ($10^2/\mu L$)	3.0	1～13
GR ($10^2/\mu L$)	153.0 ↑	30～118
PDW (%)	15.7	0～50
PDW (%)	11.3	0～50
MPV (fl)	5.6 ↓	6.7～11.1
EO% (%)	1.7	―
GR% (%)	92.4	―
LY% (%)	5.0 ↓	12～30
MO% (%)	0.9	―
PCT (%)	0.3	―

生化学検査

検査項目（単位）	検査値	基準値
GLU (mg/dL)	110	75～128
BUN (g/dL)	799 ↑	9.2～29.2
CRE (mg/dL)	0.9	0.4～1.4
TP (g/dL)	6.4	5～7.2
ALB (g/dL)	3	2.6～4
TBIL (mg/dL)	0.3	0.1～0.5
Ca (mg/dL)	8.9 ↓	9.3～12.1
IP (mg/dL)	6.8 ↑	1.9～5
GGT (U/L)	5	5～14
GOT/AST (IU/L)	523 ↑	17～44

検査項目（単位）	検査値	基準値
GPT/ALT (IU/L)	278 ↑	17～78
ALP (U/L)	892 ↑	47～78
AMYL (U/L)	696	200～1400
LIP (U/L)	372 ↑	0～160
Na (mEq/L)	14.3.0	141～152
K (mEq/L)	3.6 ↓	3.8～5
Cl (mEq/L)	108.0	102～117
c CRP (mg/dL)	14.4 ↑	～0.7
GLB (g/dL)	3.4	2.4～4

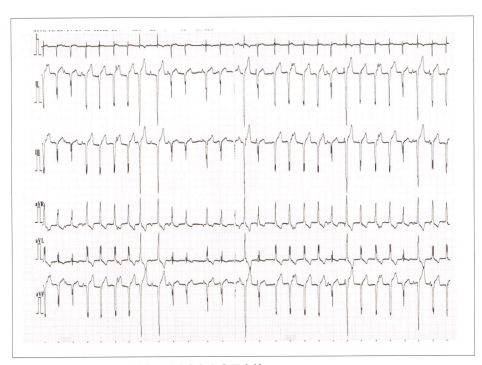

図5 ペースメーカー設置後に認められた自己心拍

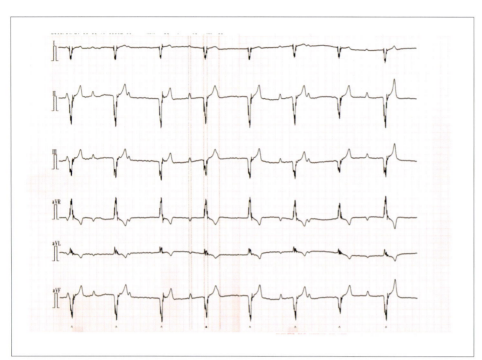

図6 術後1カ月の心電図

＜術後1カ月時の心電図とペースメーカー設定＞（図6）
出力：2.5mV
閾値：0.7V
心拍数：80bpm
電池寿命は9.5年と試算
ペーシング率：92%

臨床検査

心エコー図検査では，軽度の僧帽弁逆流および軽度の三尖弁逆流が確認された。また，左心房の拡大（LA/AO=1.67）も認められたため，心サイズに関しては定期的に検査していくこととなっている。術前に認められた右心不全を疑う所見は認められなかった（**図7**）。血液生化学検査ではALP，LIP，CRPが軽度に上昇していたが，一般状態は良好なため，ホームドクターと連携しつつ経過を観察している。

考察

症例が，徐脈になった時期やその原因は不明である。後天性の徐脈（第3度房室ブロック）の原因は，主に心筋の障害が挙げられ，心筋の変性，特殊心筋（刺激伝導系）の変性，ペースメーカー細胞の機能異常が一次的要因，交感神経の過剰興奮，低酸素血症，血栓症，自己免疫疾患（抗心筋抗体），心筋代謝障害が二次的要因として挙げられる。状況からこれらを鑑別することは非常に難しく，死後病理診断によってのみ診断される。

当院へ来院した時点では，心臓のポンプ機能は，ほぼ破綻しており，迅速な診断と処置をしなければ数時間のうちに死亡する状態であった。ペースメーカー設置後，急激な心拍出量の変化により，心筋の負担が大きくなり循環が破綻するケースもあるが，術後の経過は良好であった。また，術後直後に起こった頻拍は，心筋に機械刺激や医原性の障害が加わったことによる反応と考えられる。その根拠として，ペースメーカーの抵抗値が術後にやや低下し，その後同等の抵抗値を維持している。心筋の線維化が急速に進行した場合は，抵抗値が上昇するはずである。術後半年を経過した後もそのような所見は認められていないため，予後は比較的良好であると考えられる。さらにペースメーカーに随伴する自己心拍がでる場合は，心筋刺激伝導系の異常を示唆する所見であり

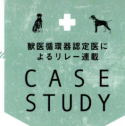

図7 術後1カ月の心エコー図

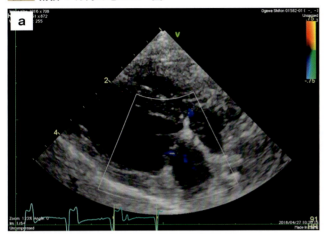

図7a 僧帽弁逆流はほぼ消失したが，左心房は拡大している。三尖弁逆流は明瞭である。

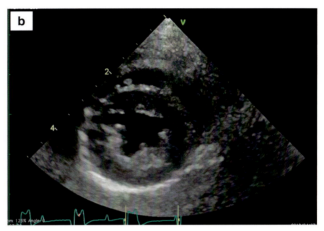

図7b 左室短軸像では心室中隔壁の扁平化は認められない。

人では予後不良の指標であるが，本症例では自己心拍は認められていない。

参考文献

1. Kittleson, D. K., Kienle, R. K. (2003): 不整脈の診断と治療, In: 小動物の心臓病学—基礎と臨床(局 博一, 若尾義人 監訳) . pp.587-593, メディカルサイエンス, 東京.
2. 山下武志(2010): 不整脈, 突然死, 失神, In: 循環器病学 基礎と臨床(川名正敏, 北風政史, 小室一成ほか 編集) . pp.467-508, 西村書店, 東京.

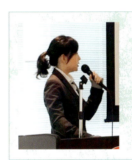

高橋新音 Takahasi, Arane
JASMINE どうぶつ循環器病センター

大田区アーク動物病院勤務，同区大恵動物病院勤務を経て，2014年よりJASMINEどうぶつ循環器病センター勤務。
今年のGWは10連休。働く親にとっては，様々な意味で悩ましいものです。

編集委員からのコメント

　ペースメーカー植込み術は，リードを静脈に挿入し心腔内到達させる方法と開胸し心臓の表面に心筋電極を固定する方法があり，いずれを選択するのかは成長期を含む体型や何らかの理由により静脈からリードの挿入ができないなどが根拠としてあげられる。また，施術までには種々の検査のため日数を要することが一般的であるが，本症例は迅速な診断によりペースメーカー植込み術が受診から早急に行われ，ペースメーカー植込み術は緊急性がある場合も想定しておかなければならないことが示された。

　術後にはX線検査でのリード先端部の位置の確認に加え，専用機器でのペースメーカー本体とリードの機能を確認し退院することになる。退院後は，高電圧設備，発電設備，放送アンテナさらには大型モーターなどの強力な磁場の発生する場所へは近づかないことは大原則である。また，電子レンジ，IH調理器，低周波・高周波治療器あるいは金属探知器などもペースメーカーに異常をきたす可能性があることは念頭におかなければならない。そのため，飼い主による動物の検脈は，安全な生活をおくるためには必須の習慣であろう。

松本浩毅（日本獣医生命科学大学）

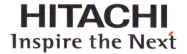

動物たちを想い
支える喜びを
未来へつなげていく。

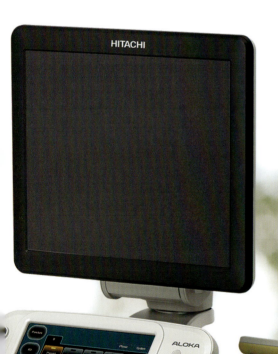

ARIETTA 60V

株式会社 日立製作所　www.hitachi.co.jp/healthcare

動物用超音波手技解説ビデオのご案内

超音波手技ビデオの
ダイジェスト版をご覧
いただけます

特集 2
循環器疾患の栄養管理

監修にあたって

　心臓病においては，内科治療や外科治療が取りざたされがちであるが，日々の体質改善，さらには食事管理などをどのように行うかも，とても重要なことである。人においては明らかになっているリスクが高血圧，タバコ，肥満，ストレスなどが存在し病態は違うものの虚血性心疾患が多いだけに，改善リスクが明白である。一方，動物の場合は，主に僧帽弁閉鎖不全症に対しエビデンスが報告されているものの，全体的な心疾患に対してはエビデンスが乏しいのが現状である。

　本特集では，僧帽弁閉鎖不全症において，どのステージから食事を切り替えるべきなのか，そして，悪液質になりがちな心疾患の予防方法など食事管理やサプリメントを詳細に論じている。さらに，歴史ある療法食から，飼い主が喜ぶ手作り食までも解説している。体質改善で劇的に変わることはないが，ステージによりコンセンサスが取れている食事に関しては，進行を抑えるという効果はあり，なるべく取り入れる必要がありそうだ。

　また，心疾患は単独での病態とは限らない。高齢ということもあり，腎臓病，高脂血症，膵炎，肥満など食事管理が重要視される病態が併発していることも少なくない。心臓病の食事と合わせて考える必要があり，予防医療が盛んな今日，病態が悪化する前に取り入れてほしい。

　人も 100 年時代と言われる中で，犬や猫も 20 年時代を築けるよう，医食住を見直すべき時がきているように感じる。今回の特集は健康で長生きするための一助となり得るだろう。

佐藤貴紀
Sato, Takanori
白金高輪動物病院／中央アニマルクリニック

特集2-1 循環器疾患の栄養管理

循環器疾患と栄養管理（総論）

坂根　弘
Sakane, Hiroshi

point
- タウリンなどの栄養素の不足に起因する循環器疾患発症の回避。
- 適切な時期からのナトリウム制限食の給与。
- 体構成成分（除脂肪組織と体脂肪）の維持による心臓悪液質の回避または軽減。

はじめに

　残念ながら，犬ならびに猫の心疾患または心不全の発現を予防または遅延させる明確かつ効果的な治療法は本質的には存在しない。しかし，長い時間をかけて発生する後天性の心血管系（循環器）疾患を栄養学的管理によって，その徴候と重症度の軽減，生存率の増大などに貢献できることが次第に明らかになってきている。すなわち，いくつかの栄養素ならびにビタミン様成分を適切な濃度で供給することで，循環器疾患の臨床症状の軽減や寿命の延長が認められ，生活の質を改善したという報告が得られている。とりわけ，うっ血性心不全の進行にともない発生する心臓悪液質は予後不良因子の一つであるが，これは栄養学的な管理が不可欠である。

栄養評価（BCS，MSC）と肥満

　栄養評価においては，次の4点を把握する。①体重，②ボディ・コンディション・スコア（BCS），③マッスルコンディションスコア（MCS），ならびに④食事歴である[1,2]。
　肥満は循環器疾患に罹患した動物に対して有害作用を増幅させる恐れがある。すなわち，血液量が増加し，1．心拍出量ならびに心拍数の増加，2．血漿ならびに細胞外液量の増加[3]，3．神経ホルモン活性の増強，4．尿中ナトリウムおよび水の排泄量減少，5．心機能の異常，6．運動不耐性，7．さまざまな血圧反応，などの問題をともなう[4]。
　このように肥満は循環器疾患の管理を困難にするが，犬や猫においては心不全の発現後の体重減少がより一般的な問題で重要である[4,5]。犬や猫では重篤な心疾患と，臨床的に重大な肥満が共存することは比較的少ない。むしろ，体重減少は消耗性症候群である心臓悪液質の存在を示唆し，その状態の有無ならびにその評価が予後判定に重要な情報を提供する。心臓悪液質とは，罹患前の正常体重から7.5%以上の体重減少とされている（浮腫や体腔滲出液を解消した際に生じた体重減少は含まない）[6]。
　循環器疾患に罹患した動物の栄養状態（ならびに心臓性悪液質）を評価する際，体脂肪の蓄積状態はボディ・コンディション・スコア（BCS），除脂肪組織（筋肉）の状態はマッスル

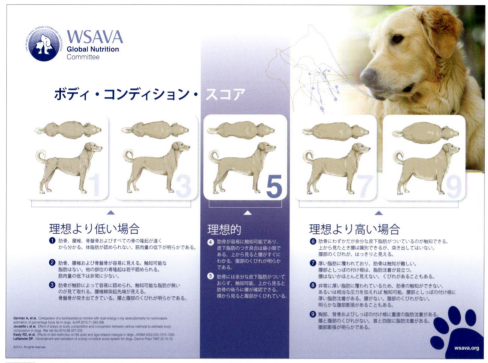

図1 ボディ・コンディション・スコア（BCS）
JBVP, WSAVA 栄養評価のガイドラインより WSAVA の許可を得て転載。

コンディションスコア（MCS）の把握が重要な指標となる（**図1，2**）。MCS 測定部位は側頭部，肩甲骨部，脊椎両側，ならびに腸骨翼上の臀部の筋肉の厚みである。評価方法に関しては，世界小動物獣医師会（WSAVA）の栄養評価のガイドラインを参照されたい[1]。

なお，心臓悪液質の進行は筋肉量の低下（MCS の悪化）を意味し，これとともにクレアチニン値が低下する。そのため，そのため，個々の患者のクレアチニン値測定記録があれば，測定値の推移が予後判定の参考になる[7]。

次いで重要なことは水分摂取量の把握である。利尿薬による排尿量増加の一方で，患者の年齢による渇感の低下や複数薬剤服用による食欲低下が摂取総水分量の低下を引き起こす。動物の総水分摂取量の目安は，その個体の1日当たりエネルギー量（DER）の絶対値に「mL」をつけた量になる（例；DER が 300kcal のとき 300mL）[8]。摂取ルートは，代謝水，食物由来ならびに飲水量である。食事に含まれるエネルギー量，ウエットかドライフードかなどを確認し，飲水量の適量を算出する。脱水は腎前性の高窒素血症に関連し，食欲の低下を助長し，循環血液量減少とともに腎臓病の悪化要因[5]となるので，考慮されたい。

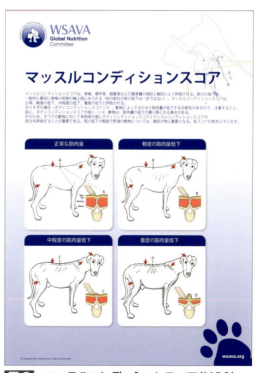

図2 マッスルコンディションスコア（MCS）
JBVP, WSAVA 栄養評価のガイドラインより WSAVA の許可を得て転載。

> ### 犬の拡張型心筋症と食物因子
>
> 　拡張型心筋症(DCM)と食物因子については，Freemanらによる総説[9]を紹介する。ゴールデン・レトリーバー(GR)は食物性タウリン不足に関連したDCMの好発犬種のうちの1つであるが，DCM罹患犬は血中タウリン濃度が低いことが確認されている。これはタウリンとL-カルニチンの補充により臨床症状の改善が可能である。GR以外の犬種でもDCMを発症した場合は血液中(全血/血漿)タウリン濃度を検査する意義がある。
>
> 　タウリン欠乏症の原因については，食物中のタウリン前駆物質(メチオニンやシスチン)の欠乏，それらやタウリンの生物学的利用能低下，食物繊維の種類もしくは含有量による影響，胆汁酸の腸肝循環の異常，尿中へのタウリン喪失増大，ある種の食事中成分と腸内微生物との相互関係の変化によるタウリン代謝の変化などが理由と考えられる。さらに犬種特異的なタウリン代謝能の差異が存在し，タウリン欠乏に対する感受性に影響しているかもしれない。
>
> 　DCM罹患犬においては，食事歴を確認し，不適切なレシピの自家製食，菜食主義的フードやFDA調査対象カテゴリーのフード[10]などの給与歴があれば血中(全血)タウリン値を測定するべきである。タウリンの参考値は200〜250 nmol/Lであるが，好発犬種であるGRでは250 nmol/L以上を正常値とみなすことを推奨する。そして，低タウリン値が確認されたら定評のある企業が製造した，典型的な原材料を用いたフードを与えるよう指導する。タウリンの補充(例；〜10kg体重の場合，250mg PO 12時間ごと)も同時に行う。

　また，栄養状態の把握とは異なるが，安静時呼吸数の把握は心臓病の進行の指標になる(カットオフ値；28回/分)[7]。飼い主には，飲水量の把握方法(クリニックノート162号[2019.1]，114〜121参照)や安静時の呼吸数の確認を普段から行うことを教育しておくことは重要である。両者ならびに体重，BCS，MCS測定は安全かつ費用のかからない指標となる。

心血管系疾患と栄養

　犬の循環器疾患は解剖学的に，単独もしくは複数の部位の複合的な異常によるものである可能性があり，弁膜疾患(僧帽弁閉鎖不全症)，心筋組織の異常(心臓肥大，拡張型心筋症，うっ血性心不全)，不整脈，虚血・再灌流障害，梗塞などがある。これらには栄養学的介入が状態の改善に奏功するであろうと思われるものがある。

　循環器疾患の栄養学的な介入とは，発症要因か，もしくは悪化要因となっている栄養の過不足を是正したり，すでに発症している患者において，心臓の保護的機能をもつ成分を与えたりすることで，病気の重篤度を軽減することである[4]。

エネルギー

　循環器疾患の過程においてステージの進行と同時に代謝亢進が生じ，エネルギー要求量が増加する。そのため，体構成成分(BCSとMCS)を維持するために適切なエネルギーを供給する。その目安として60kcal/kg(BW)が示されているが，より正確には安静時エネルギー要求量(RER；RER$=70 \times BWkg^{0.75}$)を求め，現状態の代謝活動量に合わせた係数を乗じて供給するべきエネルギー量を求める。

　動物のサイズ別のRER目安は，例えば理想体重が3kgのチワワでは53kcal/kg(BW)，また，体重7kg程度のキャバリア・キングチャールズ・スパニエルならば，43kcal/kg(BW)，より大型の犬(体重15kg)ではより少ない35kcal/kg(BW)にある。エネルギー量維持または増加のためには，1日の食事回数も増加させる。来院ごとに体重，BCSならびにMCSを測定し，変化があれば，その原因を追究し是正する。食欲低下を示す場合その原因を対処する。

主要栄養素

タンパク質

　MCS維持のために，腎臓病の併発がない限り，循環器疾患の犬にタンパク質制限をする必要性はなく，成犬の維持要

表1 循環器疾患の犬の食事の栄養因子推奨値（文献4から引用し改変）

	DM%	mg/100kcal*
ナトリウム	クラスⅠa：0.15～0.25 DM% クラスⅠb≦：0.08～0.15 DM%	34.5～57.5 mg/100kcal 18.4～34.5 mg/100kcal
クロール	Na値を1.5倍にする	同左
タウリン	0.1 DM% ≦	23 mg/100kcal ≦
L-カルニチン	0.02 DM% ≦	4.6 mg/100kcal ≦
リン	0.2～0.7 DM%	46～161 mg/100kcal
カリウム	0.4 DM% ≦	92 mg/100kcal ≦
マグネシウム	0.06 DM% ≦	13.8 mg/100kcal ≦

* 100kcal当たりの含量に関しては，100g当たり400kcalの，8%の水分を含むドライフードとして，乾物量分析値から算出。ナトリウム（ならびにクロール）はACEIをとりわけ利尿薬と併用する場合，クラスⅠaの推奨値がクラスⅠb，ⅡおよびⅢ（ISACHC）の患者にも適用される[4]。

表2 循環器疾患の猫の食事の栄養因子推奨値（文献4から引用し改変）

	DM%	mg/100kcal*
ナトリウム	0.07～0.30 DM%	16.1～69.0 mg/100kcal
クロール	Na値を1.5倍にする	同左
タウリン	0.3 DM% ≦	69 mg/100kcal ≦
リン	0.3～0.7 DM%	69～161 mg/100kcal
カリウム	0.52 DM% ≦	119.6 mg/100kcal ≦
マグネシウム	0.04 DM% ≦	9.2 mg/100kcal ≦

* 100kcal当たりの含量に関しては，100g当たり400kcalの，8%の水分を含むドライフードとして，乾物量分析値から算出。

求量（18% DM[11]，15～23% DM[12]，5.1g/100kcal[13]）を満たし，アミノ酸バランス（文献11参照）（アルギニン，メチオニンなど）がよい高生物価のタンパク質を給与する。心臓悪液質の患者のタンパク質要求量は不明である[4]。猫においては体内合成ができないため，十分なタウリン（**表2**）を含む食事を給与する（**図3**）。心臓病の管理に使用される犬用の療法食には高生物価タンパク質が使用され，アミノ酸（メチオニン）ならびにタウリンが補充されているものがある。犬において，タウリンの急性ならびに慢性毒性に関する報告はなく，きわめて安全な成分である[4]。犬においてアンギオテンシン変換酵素阻害薬（ACEI）と利尿薬の併用による高窒素血症と腎臓病の進行具合はモニタリングする。腎機能が低下した場合は，リン，タンパク質レベルの制限を考慮する。

脂質

脂質は主たるエネルギー供給源であり，必須脂肪酸（文献11参照）（オメガ〔ω〕6ならびにω3脂肪酸）を含み，食事中に適度に含まれることで，嗜好性を高める。ω3脂肪酸のエイコサペンタエン酸（EPA）とドコサヘキサエン酸（DHA）などには，炎症性サイトカイン（心臓病悪化因子）（TNF-α，IL-1など）の分泌を抑制し，心臓悪液質の改善，抗不整脈効果が知られている[4,14-17]。心臓悪液質の犬にはEPA（40mg/kg），DHA（25mg/kg）の投与が推奨される[13]。

ビタミン類とミネラル類

循環器疾患用の療法食は薬物療法による尿中喪失を考慮して，水溶性ビタミン類（B群）ならびに4級アミンのビタミン様物質であるL-カルニチン（**表1**）などが補充増量されている。心臓のエネルギー源として最も重要な栄養素は長鎖脂肪酸である。カルニチンは長鎖脂肪酸をミトコンドリア内においてβ酸化させエネルギーを産生する際に重要な役割を果たす成分である。犬はリジンやメチオニンからカルニチンの体内合成が可能[4]で，心筋組織にはカルニチンが高濃度に分布する。しかし，特定の犬種においてはDCMとカルニチン欠乏症との関連性が示唆されており，L-カルニチン（50～100mg/kg PO 8時間ごと）は典型的にタウリンと併用することで，心不全の改善ができると期待されている[4,10,13]。

ミネラル類においても，多くは米国飼料検査官協会

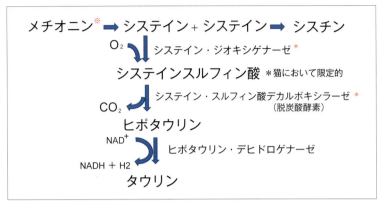

図3　タウリンの体内での合成経路
メチオニンは多くの食材において第一制限アミノ酸である。穀物，大豆などを多く含むフードで欠乏しやすいため，このアミノ酸(合成)の配合が必要である[4]。
＊猫において限定的のため，猫ではタウリンの合成が限定的[4]。

(AAFCO)の最少量を上回る量が配合されている。しかし，ナトリウム，カリウムならびにマグネシウムに関しては特別の配慮が必要である(**表1，2**)。

その他の栄養素

抗酸化栄養素

抗酸化栄養素(ビタミンC，E，ベータカロテンなど)の循環器疾患に対する効果に関してはさらなる研究が必要ではあるが，負荷がかかり，エネルギー代謝が亢進している病態においてはミトコンドリア由来の活性酸素種の発生が増加し，酸化ストレスが増大していると考えられるため，抗酸化栄養素の補充は心臓病の患者の管理において何らかの有益な役割を果たすのではないかと期待されている。ビタミンEについては200～500 IU/日が推奨されている[18]。

コエンザイムQ10

エネルギー産生の際の補因子であるコエンザイムQ10 (CoQ10) (100～400mg/日[6])は，抗酸化機能の側面も有する。心臓病において，CoQ10補充は心筋組織の代謝効率改善などが期待されるが，不明な点が多くさらなる研究が必要である[13,18]。

特定の栄養素の欠乏の予防とサプリメント

犬，猫用ともに良質な総合栄養食が利用できる今日，著しく栄養バランスの悪い自家製食もしくは総合栄養食ではない市販フード(例；「一般食」や「間食」を主食として与えるなど)を与えない限り，栄養欠乏が循環器疾患の原因になることは恐らくないと思われる(コラム参照)。一方，いくつかの栄養素については積極的に補充することにより病態が改善されることも確認されている。

タウリン，ならびに魚油(EPAならびにDHA)，ビタミンB群，ビタミンE，L-カルニチンなどのビタミン類やマグネシウムなどの微量栄養素(ミネラル)などがさまざまなタイプの心臓病の予防もしくは治療に役立つ可能性があるとして研究されてきている。その他，クラテグス・エキスがヒト用サプリメントとして市販されているが，動物での効果は不明である。これらサプリメントに関しては本誌の別項目で後述されるので，そちらを参照されたい。

なお，サプリメントは法の整備が遅れており，安全性や効果についても実証されていない場合がある。さらに，有効成分の精製純度や含量が保証されているとは限らない。信頼できる製造元かどうかを含め，療法食との組み合わせや投与量などにおいて慎重に判断，ならびに使用することが肝要である。

各論：循環器系の栄養管理

米国獣医内科学会のガイドライン

米国獣医内科学会(ACVIM)の犬の慢性心臓弁膜症の診断と治療のガイドライン(**表3**)ではステージCおよび，ステージDにおいて全員一致で食事療法が推奨されており，その主たる目的は，心臓悪液質の予防であり，1．適切なエネルギー供給，2．ナトリウムの適度な制限，3．適切な血清カリウム値の維持，などが提示されている。全員一致ではないが，大多数がステージB2から食事療法を推奨している[5,6,19]。

表3　ACVIM ガイドラインによるステージ分類と栄養学的介入時期

病期分類		説明	食事療法
ステージA		明らかな器質的な異常は認められないが，心不全に進行するリスクが高い(好発犬種，特定の家系を考慮)。	不要
ステージB		慢性心臓弁膜症の存在を示唆する構造的異常が認められるが，心不全の臨床徴候は認められない(過去ならびに現在)。僧帽弁閉鎖不全症の典型的な心雑音が聴取される。	不要
	B1	血行動態にわずかな影響を及ぼす僧帽弁逆流が認められる。心臓のリモデリングは認められない。	不要
	B2	血行動態に重大な影響を及ぼす僧帽弁逆流が認められ，左心系の拡大などリモデリングが認められる。肺水腫の徴候ならびに既往歴がない。	全員一致ではないが，大多数が食事療法を推奨
ステージC		器質的な異常が認められ，現在あるいは過去に心不全の徴候(肺水腫など)を発現している。標準的な治療により臨床徴候が消失している動物を含む。	食事療法が必要
	C1	急性期：入院治療	
	C2	慢性期：通院治療	
ステージD		心不全の徴候が認められ，ステージCの標準的治療に対して抵抗性。	食事療法が必要
	D1	急性期：入院治療	
	D2	慢性期：通院治療	

参考文献 5, 6, 18

心臓悪液質

多因子性に重度の消耗性症候群である心臓悪液質が発症する。心臓悪液質はうっ血性心不全の予後不良因子の一つで[4]，除脂肪組織の減少は生存率の負の予測因子である[17]。したがって，循環器疾患に罹患した動物においては，体重，BCSならびにMCSの密接なモニタリングが必要となる。

心筋をはじめとし，呼吸筋の運動などによるエネルギー消費量が増大していると同時に，複数の要因による食欲低下と消化器症状が同化不良を進行させる(**図4**)。その結果，体タンパク質と体脂肪の異化が進行することでBCSの低下とMCSの悪化が生じ，体重減少と全身性の衰弱，運動性の低下，倦怠が生じる。単純飢餓の場合に比較して，心臓悪液質ではMCSの悪化がより急速に進行し，低タンパク血症，免疫異常などを発生させる[4]。

このことから，食事管理でもっとも重要なことは，個々の状態に合わせて，現在の身体状態からの体重減少，もしくは肥満傾向を起こさないための最適のエネルギー量を提供し，MCSの悪化を防ぐための適正な高品質のタンパク質を供給することである。

うっ血性心不全とナトリウム制限

うっ血性心不全は，典型的に肺水腫を引き起こし，さらに胸水，腹水につながっていく。臨床徴候としては，倦怠，活動/運動性の低下，呼吸困難，喘鳴，発咳，ならびに起坐呼吸(座った状態での呼吸)などがみられる。

うっ血性心不全では，過剰なナトリウム(Na)の排泄能が著しく抑制されるため，内科学的管理に加えて適度なNa摂取量の制限も必要である。療法食の塩分濃度だけではなく，経口摂取するすべての食物(おやつや投薬の補助として与える食物)中のNa含量にも注意する。

循環器疾患用の食事のNa推奨値範囲は，書籍によって多少異なる。

Na制限を慢性心臓弁膜症の初期から行うと，レニン・アンギオテンシン・アルドステロン(RAA)系を早期から刺激・活性化させる可能性が示唆されている[4, 20, 21]。RAA系の活性化は心臓疾患を悪化させる要因である。それゆえ，ステージB2からNa制限が推奨される。食事性Naの具体的な推奨値範囲は50～80mg/100kcal[2]，または，心拡張をともなわない心疾患(ISACHCクラスⅠa)では0.15～0.25DM%の上限までとされる[4](**表1**)。ただし，難治性の体液貯留が認められるようなステージDの動物においては，食欲，腎機能に影響を与えないようであれば，さらなるNa摂取量の制限(<50mg/100kcal)[2]もしくは，心臓の拡張がX線検査で明瞭(クラスⅠb)になったら，さらにNaを0.08～0.15DM%に制限することが推奨される[4]。さらに進行した場合，クラスⅠbでの推奨Naレベルの下限の濃度の食事

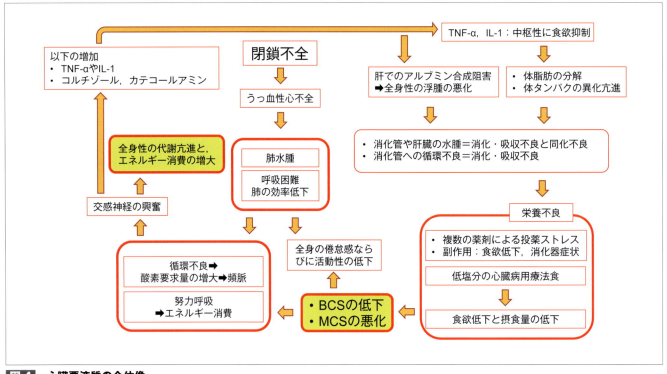

図4 心臓悪液質の全体像
エネルギー要求量が増大しているにもかかわらず，食欲低下，消化吸収の障害が存在する。その結果，異化の亢進により体脂肪ならびに除脂肪組織の減少が生じ，体重減少と全身性の衰弱，運動性の低下が生じる。体タンパク質の減少は低タンパク血症や免疫異常を発生させ，心臓悪液質が悪化する。

が推奨される。

血清カリウム値

食欲不振による食事摂取量の減少，利尿薬の投与による尿量の増加により，低カリウム(K)血症が現れることがある。Kは生体内においてNaとともに細胞内外における浸透圧を一定に保ち，水分調整に関わっている。

また，神経細胞膜での刺激伝導，腎臓におけるNa排泄作用と血圧降下作用，筋肉収縮弛緩調整作用，細胞のエネルギー産生などにも関与している。それゆえ，K濃度の低下は神経症状，筋収縮力の減少，不整脈，腎臓における尿の濃縮能の低下などを引き起こす。猫においてK摂取量不足はタウリン枯渇を招来し，心血管系の疾患を誘発させる[4]。血清K値が低ければ食事へのK補充を検討する。一方，ACEIとカリウム保持性利尿薬(スピロノラクトン)の併用により，高カリウム血症を呈するならば，食事中のKのレベルを下げる必要がある。しかし，ACVIMのガイドラインによると，そのようなケースはまれである[7]。

マグネシウム

コンセンサスに至っていないが，ステージC~Dにおいて，血清マグネシウム(Mg)濃度の低下が認められるようであれば，食事へのMgの補充が必要になると思われる[7]。低マグネシウム血症は不整脈の発現や，心収縮力の低下に関連する[4]。

オメガ3脂肪酸(魚油など)

炎症性サイトカイン(TNF-α, IL-1など)の濃度を下げることは心臓悪液質を抑制するために重要である。DHAとEPAなどのω3脂肪酸はメンハデン魚油やモエギイガイ抽出脂質物などに豊富に含まれる。心不全モデル犬に対してDHAならびにEPAを投与した実験では，炎症性サイトカインのIL-1が抑制され，これにより生存期間の延長が報告されている[14,15,18]。このことにより，心臓悪液質の改善に魚油の投与が有効である可能性があり，食欲低下や体重減少，不整脈などを呈する症例においては魚油の投与を検討する

のがよいと思われる。

循環器疾患の予防的栄養管理

犬と猫の無症状の心疾患症例に対する栄養状態の評価と管理

　残念ながら，犬ならびに猫の心疾患または心不全を予防する効果的な栄養療法は確立されていない。しかし，発育期から成犬・成猫になったら，適切な体重，BCSとMCSの維持に努めることが，多種の慢性病を遠ざけ，健康寿命の延長につながる[22]。そのため，健康時には肥満回避と，肥満動物においては減量による適正体重の回復が重要である。

　ACVIMの心臓弁疾患の管理において，全員一致ではないが，大多数がステージB2から食事療法を推奨している。したがって，多数派意見を重視するならば，このステージから食事管理を検討してもよいのではないかと思われる。少なくとも現行よりも高塩分の食事に変更したり，高塩分のおやつ，食卓の余り物などを与えたりすることは決して行わないという飼い主指導が必要である。早期の慢性心不全において，食塩の制限が疾病の進行を遅延させるエビデンスはほとんど存在しないが，少なくとも低塩分食は有害とはならない[4,17]。さらに低塩分食に慣れていると，より重度制限が必要になっても受容度が高まる。

　Na制限がRAA系の刺激を招くリスクがあるため，現行の食事と同レベルのNa含量かつ高品質のタンパク質源を適量含む食事に変更したり，現行の食事（多くの総合栄養食はそうであるが）のω3脂肪酸濃度が低い場合，魚油（EPA，DHA）の補充をしたりすることは少なくとも有害ではない。

　特発性拡張型心筋症（DCM）は多くの犬種において，おそらく，タウリンとL-カルニチンの欠乏症との関係があるとされている[4,9,18]。DCMの懸念が強調される好発犬種（ドーベルマン・ピンシャーやボクサー，アメリカン・コッカー・スパニエルなど）では，現行の食事中のタウリン，メチオニンやシステインの含量の不足の有無を調査するとともに，L-カルニチンやタウリンの摂取量は安全域が広いため，補充は有害ではなく有益であると言われている[4]。

　上述のとおり，抗酸化栄養素の補充も有益であると思われる。

おわりに

　循環器疾患の動物の食事管理に利用できる複数のナトリウムを制限した療法食が市販されている（**表4**）。これらの食事の栄養設計は，個々の栄養素濃度（塩分やタンパク質など）に関して微妙な差異がある。したがって，患者の状態に合わせて選択利用することができる。

　循環器疾患では，病期の進行とともに食の好みの突然の変化や食欲の低下が起こる。そのため，疾患を早期に発見し，食欲の減退が起こる前から適切な食事管理をはじめることが重要である。

　食の細くなった患者に対して療法食の摂食量を増加させる方法はいくつかある。少量頻回給餌，食事の適度な加温，犬は水分の多い食事を好むため，無塩の肉汁スープを加えることなどである。また，製品により原材料と風味が異なることから，現在与えているブランドの療法食から，別のメーカーの製品に変更したり，ドライ製品から缶詰フードに変更したりすることも効果的である。脱水させないためにも，ウエットフードの活用は推奨できる。犬が好むならば，少量（1回の食事の代謝エネルギーの5％未満相当量）のヨーグルトをトッピングして食欲を誘ったり，厳密なレシピに基づく低塩分の自家製食（後出；ホームメード食事参照）を与えたりすることも推奨される。うっ血性心不全の場合，塩化ナトリウム制限は重要ではあるが，エネルギーと総栄養摂取量に不足が生じる場合，塩分制限のみを強制すべきではない[4]。

参考文献

1. WSAVA栄養評価のガイドライン. www.wsava.org/WSAVA/media/PDF_old/Global-Nutritional-Assessment-Guidelines-Japanese
2. 水越崇博 (2016): 僧帽弁閉鎖不全症に対する食事療法 *Small Animal Clinic*, 182: 8-10.
3. Hall, J.E., Brands, M. W., Dixon, W.N., *et al*.(1993): Obesity-induced hypertension: Renal function and systemic hemodynamics. *Hypertension*., 22(3): 292-299.
4. Roudebush, P., Keene, B. W. (2014): 心血管系の疾患, 小動物の臨床栄養学（岩崎利郎, 辻本 元監訳）, 第5版, pp.853-886, インターズー, 東京.
5. 竹村直行(2011)：慢性心臓病の栄養管理を巡る新たな展望と可能性. ペット栄養学会誌, 14(2): 89-94.
6. Atkins, C., Bonagura, J., Ettinger, S., et.al.(2009): Guidelines for the diagnosis and treatment of canine chronic valvular heart disease. *J. Vet. Intern. Med*., 23(6): 1142-1150.
7. Jens, H. (2014): 講演要旨；犬僧帽弁粘液腫様変性(MMVD)治療の進歩, CAP: 85-90.

表4 ナトリウムを制限した療法食（犬用）の例

製品 / 成分	心臓サポート1＋関節サポート	心臓サポート2	k/d	KS
タンパク質 (g/100kcal)	6.5	6.3	3.5	4.0
脂質 (g/100kcal)	3.6	4.8	5.0	5.0
ナトリウム (g/100kcal)	0.09	0.03	0.045	0.050
タウリン (g/100kcal)	0.09	0.08	─	0.06
オメガ-3脂肪酸 (mg/100kcal)	EPA+DHA 156mg	EPA+DHA 92mg	262	550
カルニチン (mg/100kcal)	21.6	20.0	12.28	9.0
ME (kcal) /100g	384	414	390	388

AAFCO 2016：Naの最小値は20mg/100kcal[11]
＊塩分の参考指標は本文中に記載。
＊＊メーカー情報では「心臓サポート1＋関節サポート」は初期，「心臓サポート2」は進行した心疾患用として推奨。
k/dは成犬に必要なすべての栄養素をバランスよく供給できるため長期給与に適している。
KSはAAFCOの定める給与試験の結果，成犬の維持用のドッグフードとして適切である。

---

8. Gross, K. L., Jewell, D. E., Yamka, R. M., (2014). 栄養素, In: 小動物の臨床栄養学(岩崎利郎, 辻本元 監訳), 第5版, pp.59-122, インターズー, 東京.
9. Lisa M. Freeman, L. M., Stern, J. A., Fries R., et al (2018): Diet-associated dilated cardiomyopathy in dogs: what do we know? J. Am. Vet. Med. Assoc. 253(11): 1390-1394.
10. US FDA. FDA investigating potential connections between diet and cases of canine heart disease. Jul 12, 2018. www.fda.gov/AnimalVeterinary/NewsEvents/CVMUpdates/ucm613305.htm.
11. 迫田順哉 (2016/2017): AAFCO 2016年版における犬猫の栄養素プロファイル概要(前編/後編), ペット栄養学会誌, 19: 105-110, 20: 64-74.
12. Debraekeleer.J., Gross.k., Zicker.S., (2014). 成齢期の犬への給餌, In: 小動物の臨床栄養学(岩崎利郎, 辻本元 監訳), 第5版, pp.323-332, インターズー, 東京.
13. Devi, S., Jani, R. G. (2009): Review on nutrition management of cardiac disorders in canines. Veterinary World, 2(12): 482-485.
14. Lisa, M. F., John, E. R., et al. (1998): Nutritional alterations and the effect of fish oil supplementation in dogs with heart failure. J. Vet. Intern. Med., 12(6): 440-448.
15. Smith, C. E., Freeman, L. M., Rush, J. E., et al.(2007): Omega-3 fatty acids in boxer dogs with arrhythmogenic right ventricular cardiomyopathy. J. Vet. Intern. Med., 21(2): 265–273.
16. Billman, G. E., Kang, J. X., Leaf, A., et.al.(1999): Prevention of sudden cardiac death by dietary pure omega-3 polyunsaturated fatty acids in dogs. Circulation., 99(18): 2452-2457.
17. Freeman, L. M., Roubenoff, R. (1994): The nutrition implications of cardiac cachexia. Nutr. Rev., 52(10): 340-347.
18. Dove, R. S. (2001): Nutritional therapy in the treatment of heart disease in dogs, Altern. Med. Rev., 6(Suppl): 38-45.
19. 上地正美 (2016): 犬の僧帽弁閉鎖不全症の内科療法. Small Animal Clinic, 181: 28.
20. Pedersen, H. D., Koch, J., Jensen, A. L, et.al. (1994): Some effects of a low sodium diet high in potassium on the renin-angiotensin system and plasma electrolyte concentration in normal dogs. Acta. Vet. Scand., 35(2): 133-140.
21. 戸田典子, 宮川優一, 遠藤博明, ほか. (2010): 慢性心臓弁膜症罹患犬における神経体液ホルモンおよび心臓形態における心臓病用療法食の影響. ペット栄養学会, 13(2): 63-68.
22. Kealy, R. D., Lawler, D. F., Ballam, J. M., et.al. (2002): Effects of diet restriction on life span and age-related changes in dogs. J. Am. Vet. Assoc., 220(9):1315-1320.

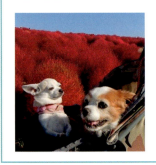

坂根　弘 Sakane, Hiroshi
ブルーバッファロー・ジャパン株式会社学術部

愛犬・キャバリアのチーちゃん（15歳4カ月）。重度心不全で, 今は食欲不振と闘っています。複数の薬剤投与の際, 嚢状食が家族と犬にとってストレス・フリーに貢献しています。

特集2

循環器疾患の栄養管理

慢性心不全の犬における栄養状態の評価と悪液質への対応

徳本一義
Tokumoto, Kazuyoshi

point
- 近年,「体温」「心拍」「呼吸数」だけでなく「痛みの評価」「栄養状態の評価」といった生活の質に関連したバイタルサインを全頭で確認することが提唱されている。
- 心不全では痩せ気味の方が予後が悪いという報告が集まっていることから,従来のエネルギーを制限するような栄養指導から,体型を維持するための栄養指導へと変更する必要がでてきている。
- 心臓悪液質は,多数の因子が関与する複雑な代謝症候群であるため栄養補給だけでは改善が困難である。

はじめに

多くの心疾患系は慢性かつ進行性の病態であるため,薬物治療による管理が進んでいるものの単独では十分な管理が難しく,栄養指導を組み合わせることが必要である。かつては,塩分やエネルギーなどの栄養を制限することにより心血管負荷を減らすことに重きが置かれてきた。しかし近年では,太り気味よりもむしろ痩せ気味の方が予後不良であることがヒトおよび動物で報告[1-3]されてきているため,従来のエネルギーを制限するような栄養指導から,体型を維持する指導へと変更する必要がでてきている。本稿では,そのようなパラダイムシフトを踏まえ,栄養状態の評価法と慢性心不全における低栄養状態について解説する。

栄養状態の評価

心疾患を患っている犬の栄養管理を行うためには,まず現状の栄養状態を正しく評価する必要がある。近年,獣医療が「生命の維持」のみならず,「生活の質」(QOL)を向上させることが重要であるというように変化したことに基づき,従来からバイタルサインとして一般的に用いられてきた「体温」「心拍」「呼吸数」に,「痛みの評価」「栄養状態の評価」を加えることが提唱されている[4,5]。2010年7月にアメリカ動物病院協会(AAHA)から科学的な栄養評価ガイドラインが発表され,その後,世界小動物獣医師会(WSAVA)はガイドラインに加え,栄養評価の実践のためのツールキットを提供している。グローバル栄養ツールキットの日本語版は,日本臨床獣医学フォーラム(JBVP)のウェブサイトで入手可能である。これらのガイドラインやツールキットを用いることで,標準的な栄養状態の評価を容易に実施することができる。

栄養評価の手順

栄養評価の手順としては,まず「スクリーニング評価」を全頭に対して行い,そこで健康に対する危険要因の存在が疑われれば,それに引き続き「追加評価」を行う。

スクリーニング評価には,体重,ボディ・コンディション・スコア(BCS)(特集2-1, p.62参照),マッスルコンディショ

表1 ヒトにおけるサルコペニアの原因による分類[6]

原発性サルコペニア
・加齢の影響のみ

二次性サルコペニア
・活動によるサルコペニア：廃用性筋萎縮，無重力
・栄養によるサルコペニア：飢餓，エネルギー摂取不足
・疾患によるサルコペニア：侵襲，悪液質
　　慢性疾患；がん，心不全，腎不全，呼吸器，肝不全，感染症等
　　原疾患；甲状腺機能亢進症，筋萎縮

ンスコア(MCS)(特集2-1，p.62参照)などを含む身体検査が中心となる。追加評価は，後述の「栄養サークル」の各項目に対して詳細に探っていくことになり，ガイドラインにはそのポイントと手順が細かく説明されている。さらにそこで得られた情報を解釈，分析，実行し，継続的なモニタリングへと繋げていく必要がある。

心不全患者はヒトではリハビリテーションの対象となるが，サルコペニア(sarcopenia；筋肉量の減少に加え筋力低下もしくは身体機能低下を呈する状態)が認められた場合，栄養評価と栄養の介入を慎重に行うことが必要とされている。例えばレジスタンス・トレーニングはエネルギーや栄養素の異化を伴うため，低栄養状態で行うと効果が薄くなるばかりか，栄養状態の悪化や筋力・体力の低下といった悪影響を及ぼすことさえあるためである。サルコペニアは，原発性ばかりではなく，活動量の低下，栄養管理の不良，疾患などにより二次性サルコペニアを引き起こされる(**表1**)。一見ふくよかに見えるヒトでも，筋肉量と機能が大幅に低下している「サルコペニア肥満」と呼ばれる状態もしばしばみられる。そのため，低栄養かどうかを評価する場合には，BCSだけでなく，MCSにも注目して評価していく必要があるだろう。

栄養のサークル

栄養管理によって健康に対するベネフィットを得るということを考えると，一般的には食事の内容に目が向きがちであるが，栄養評価ガイドラインでは一定の栄養プロファイルを満たした食事を摂取させるだけでは十分ではなく，他の要因も考慮に入れる必要があると説明している。臨床栄養学の総合的なアプローチを行うため，アメリカ獣医栄養学会が提唱する「栄養のサークル」に沿って説明されており，動物の栄養状態に影響する「動物要因」「食事要因」「給餌管理および環境要因」を必要なかぎり繰り返し検討・評価し，綿密な栄養評価を行う方法が示されている[4]。

「動物要因」には，年齢，生理学的な状態，活動状態などが含まれ，例えば栄養感受性疾患(食物アレルギーなど)が問題となることがある。これらの動物の食事は，それぞれの疾患に関連した栄養学的条件を考慮して調整された食事にしなければならない。

「食事要因」には，対象となる動物に与えられる食事の安全性および適切性が含まれる。例えば，腐敗，汚染，栄養バランスなどが問題になることがある。

「給餌に関する要因」には，給餌の量，頻度，時期，場所および方法が含まれる。「環境要因」については不適切な飼育状態，適切な環境刺激の不足，複数頭飼育の犬の場合は競争食いなどが問題となることがある。このような状況に対処するには，飼い主に適切な行動変化を促すような効果的なコミュニケーションを必要とする。

低栄養の分類

低栄養とは，生体が必要とする栄養素が量的，質的に不足する状態が続いたときに生じる病的な状態である。高齢期の低栄養状態は，食欲の低下のみと関連づけられることが多いが，実際にはエネルギー・栄養素の不足だけでなく，疾患によるエネルギー要求量の増大や代謝機能の変化などによっても発生する。一般的な低栄養の原因は，飢餓，悪液質，侵襲であり，疾患が原因となる低栄養は炎症と関連している[7](**図1**)。

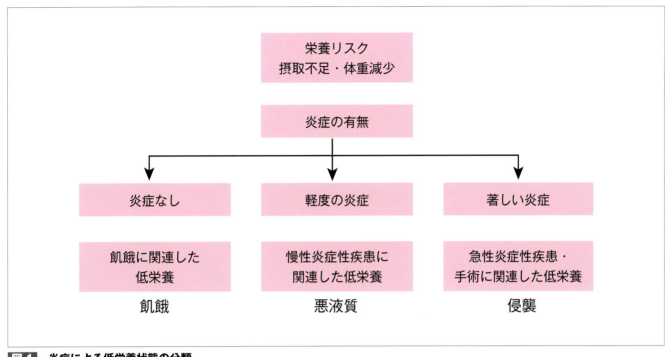

図1 炎症による低栄養状態の分類

飢餓

　飢餓は，生体が必要とするエネルギーと比べ，エネルギー産生栄養素(糖質，タンパク質，脂質)の摂取量が十分でない場合に生じる。短期間であれば，体内に貯蔵された栄養素を異化することで補うことができるが，その状態が継続すると飢餓に陥ることとなる。食物摂取が何らかの理由で妨げられる単純な飢餓と，疾病や侵襲を伴う飢餓では体内でおきている代謝は大きく異なるため，飢餓の原因をよく見定める必要がある。

　食物摂取量が，計算された安静時エネルギー要求量(Resting Energy Requirement; RER)を3日以上続けて下回っていると疑われた場合，積極的な栄養補給が必要になる。消化管を介した栄養摂取は，生理的かつ効率的であり，消化管の健全性を維持することに役立つ。食物刺激は腸管運動を起こし，消化管内容物を後方に送りこむことで，消化管内の細菌のトランスロケーションと上部消化管における細菌の過剰増殖の抑制，正常細菌叢の維持および消化管粘膜上皮の栄養の確保をすることができる。こうすることで病的状態から回復した直後から効率的に食物を消化吸収し栄養素の摂取を可能にする。

単純性飢餓

　単純性飢餓とは，疾病がない場合に持続する数日間の飢餓を指す。例えば，野生動物では狩りの失敗のため何日も水だけで過ごす場合がこれにあたり，飼育動物では適切でない飼育環境や栄養摂取により引き起こされることがある。このとき，体内では肝臓の貯蔵グリコーゲンを分解して血糖値を維持するが，貯蔵グリコーゲンは急速に枯渇し，その後は徐々に体脂肪をエネルギー源として使いはじめる。この時期になると血糖値は下がり，インスリン分泌を低下させ，その結果，甲状腺の機能も抑制される。つまり，動物は食餌摂取できない時には，代謝を小さくして体の機能を温存することができる。そのため，体タンパクの異化は最小限に抑えられる。

疾病や侵襲を伴う飢餓

　重症患者が食欲低下/廃絶に陥っている際，安静であることが多いため必要エネルギーは低下しているように見えるが，実際には，疾患や外傷の治癒の目的で闘争しているため，栄養をより多く要求し，単純性飢餓のように代謝が縮小する

ことはない。そのため体内の備蓄栄養はすぐに枯渇し，その後は筋肉などの体組織を異化することで栄養を補おうとする。すなわち，ごく初期には単純性飢餓と類似するが，代謝の変化は非常にはやく進行し，ストレス性高血糖症の後，肝臓のグリコーゲンが枯渇する。その結果，体脂肪の分解とアミノ酸からの糖新生によるブドウ糖供給がほぼ同時に生じる。

体タンパクの異化は免疫機能や運動機能の低下，創傷の治癒遅延を生じ，腸の粘膜細胞など実質組織も削減され，消化吸収能力が著しく低下する。とくに腸の粘膜上皮細胞は腸管内を通過する食物そのものから栄養を受けるため，経口的な栄養摂取がないと，栄養欠乏に陥る危険性が高くなる。体組織の異化はアシドーシス傾向を強め，タンパク質不足は薬物の標的臓器への分布と効果や代謝にも影響を与える。

周術期や栄養補助が必要な重症動物では，栄養不良による免疫機能への影響もしばしば認められる。とくにタンパク質摂取の減少は，免疫抑制の原因となる。アミノ酸，核酸などを制限したタンパク質欠乏食は，リンパ球の減少，補体の減少，マクロファージ機能の減退，免疫担当細胞の機能低下などにより免疫機能を減少させる[8,9]。また，タンパク質カロリーの栄養不良といくつかの微量栄養素（亜鉛，鉄，ピリドキシン，ビタミンA，銅，セレン）の欠乏により，サイトカインの産生と放出が障害されることも確認されている[10]。

悪液質

悪液質は，慢性心不全，がん，慢性腎臓病などに随伴して起こる，食欲不振，炎症，インスリン抵抗性，タンパク同化および異化の異常，貧血など多数の因子が関与する代謝症候群であり，その結果，倦怠感，筋力低下，除脂肪体組織量(Lean Body Mass: LBM)の低下が発生する。ヒトでは，慢性疾患が存在し，12カ月で5％以上の体重低下がみられる患者で，筋力低下，倦怠感，食欲不振，体脂肪率の減少，生化学指標（炎症所見の上昇，低アルブミン，貧血）のうち3つを満たすことと定義されている。経静脈栄養では悪液質の状態が改善せず，LBMの減少速度は食欲不振そのものによる速度を上回ることから，悪液質は単なる食欲不振やエネルギー増大によって引き起こされる飢餓とは明らかに異なる。

慢性心不全時の栄養管理

慢性心不全の犬では，LBMを維持し，QOLを高めるために栄養管理が重要となる。以前は，心臓への負担を避けるため肥満患者に減量が強いられていたが，近年では，ヒトや動物の観察から，やせ気味の方がむしろ生命予後が悪いという報告[1-3]があり，肥満パラドックス(obesity paradox；特集2-3，p.83参照)といわれている。一方で，重度の肥満は心血管系に重大な影響を及ぼす可能性もある。そのため現在のところ，重度の肥満や併発する疾患により減量が推奨される場合を除き，強く減量を推奨する必要はないと思われる。むしろ，無理な減量や過度なエネルギー制限よりも，悪液質に陥らないように適切なエネルギー要求量を満たす食餌管理を心がけることが重要である。

慢性心不全を有する動物でみられる心臓悪液質は，肥満パラドックスの要因の1つと考えられており，非常に複雑な代謝の変化が原因で発生すると考えられている。それらは，呼吸困難や疲労などの心不全そのものの臨床症状，慢性腎臓病など合併症の存在，悪心を引き起こす薬剤の使用，炎症性サイトカイン濃度の上昇，これまで経験のないフード(例えば低ナトリウム食)への変更などによる食欲不振，などさまざまある。また，中等度から重度の心不全を有する動物では，運動は日常的に制限されているため，身体活動の低下も筋肉量の減少に関与する可能性がある[11]（図2）。そのため，多面的な管理の一環として栄養管理に努める必要がある。

心臓悪液質の治療方法でまず重要なことは，標準的な心不全の治療を行うことである。ヒトでは，アンジオテンシン変換酵素阻害薬(ACEI)やβ遮断薬の投与により，心不全の改善が得られたことで悪液質の進行を遅らせることが報告されている[12,13]。また，グレリンの投与が心不全患者の運動機能や筋萎縮を改善するという報告[14]があったり，がん性悪液質についてはグレリン受容体作動薬であるアナモレリンが国内申請されている。今後は悪液質に対する薬物治療の選択肢が広がる可能性がある。

慢性心不全の犬に対する栄養サポートの介入方法は確立されてはいないが，悪液質に陥ると，図2で示した通り負のエネルギーバランス・窒素バランス状態となるため，十分なエネルギーとタンパク質を含む嗜好性の高い食事を与えることが重要である。入院中や運動制限を行っている場合に

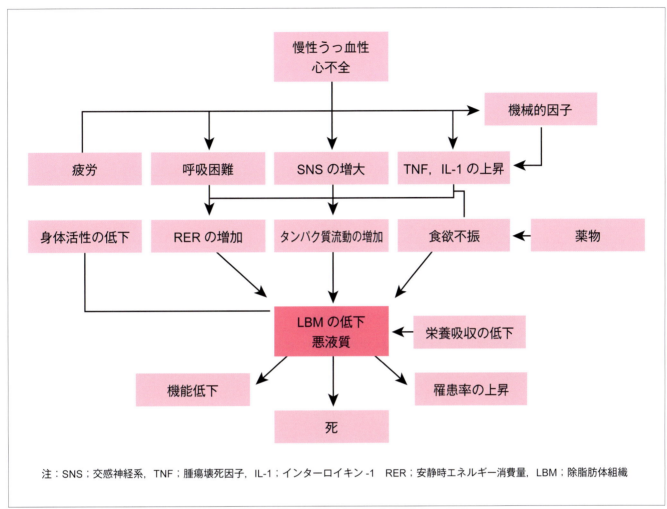

図2 心臓悪液質の発生メカニズム[15)]

は，管理開始時の1日当たりのエネルギー要求量は安静時エネルギー要求量(RER)として計算してよい。負の窒素バランスを改善するために，単純にタンパク質の摂取量を増やすことは，慢性心不全の犬では腎臓にも障害があることも多いため難しい。そのため，生物価が高く少量でも必要なアミノ酸を得られるタンパク源を含む食事を選択する必要がある。

特集2-1で述べられた通り，適切な時期(ACVIM ガイドラインのステージ B2 あるいはステージ C 以降)(特集 2-1, p.67 参照)に食餌中のナトリウムを制限することは，うっ血性心不全の管理では重要である。しかしながら，慢性心不全の管理に推奨される栄養バランス(特集 2-1, p.70 参照)に調整された低ナトリウム食は，これまで食べてきた食事とかなり栄養組成が異なるため拒否されることがある。そのため，表2に示したような方法を試してみるとよいだろう。し

かしながら，最善策は，一定の年齢に達した時点で，高齢動物に適した塩分が過剰でない総合栄養食に切り替えておき，低ナトリウム食の導入を容易にすることである。ただし，総合栄養食の分析基準には「高齢期」というカテゴリーは存在せず，「成長期・妊娠授乳期」と「成犬期」のみが定められているため，高齢期用フードは各メーカーが独自の見解で設計していること，ナトリウムは下限(0.08%乾物)が定められているのみで上限が定められていないため，市場にはさまざまなナトリウム含有量のペットフードが販売されていることには注意が必要である。とくにウェットフードでは，塩分が簡易な嗜好性改善剤として使用されることがあり，一般的な心臓病用の療法食と比べ，約15倍ものナトリウムを含む人気のウェットフードが市販されている。

表2　食事を切り替えるためのアイデア

・栄養管理はできるだけ早い時期に始める
病状が進行した後に食餌管理をはじめることは，食事の切り替えを困難にするだけでなく，栄養療法の最適効果を享受できない。すでに悪心や疼痛，脱水がみられる動物に対しては，栄養療法を導入することは困難であるため，同時に治療も行う必要がある。

・徐々に新しい食事に移行する
移行期間は少なくても7日かける。なかには食事の切り替えに抵抗を示し，とくに猫では3〜4週間以上かかる場合もある。現行の食事と新しい食事を混ぜ，時間をかけて新しい食事の割合を増やしていく方法が一般的であるが，他の選択肢としては新旧両方の食事を隣りあわせの食器に入れて与えるという二皿給餌法がある。

・悪心がある動物やストレス状態での給餌することを避ける
例えば，入院中に強制給餌により給餌すると，動物が回復した時に食物忌避が発生し，療法食を食べなくなるおそれがある。その場合，動物の体調がよくなるまでは良質な高齢期用の総合栄養食を与え，徐々に療法食に移行していくという方法も1つの選択肢である。

・新鮮な食事を室温で与える
一般的にウェットフードは40度弱程度まで温めると嗜好性が高まる。フードを冷蔵保存する場合は，冷たいフードを好まない動物が多いことと，鮮度を気にする動物に受け入れられない可能性があることに注意する必要がある。

・食感やタイプの異なる食事を与える
犬は一般に水分の多い食事を好む傾向がある。猫の場合，幼少期に食べた食事のタイプにこだわりを示し，生涯を通しドライフードやウェットフードのどちらか一方を好むことがある。

・好みの風味を加える
療法食に調味料(ハチミツのような糖分や無塩のチキンスープなど)や少量の維持食を加える。ただし量は必要最小限にとどめる。

■これらの手順に従っても食事の切り替えがうまくいかない場合
療法食のブランドを変えることも検討する。しかし，さまざまな療法食のサンプルを食事のたび，あるいは日替わりで与えると，すべての療法食に対して食物忌避が起こるおそれがあるため，飼い主には複数のブランドのフードサンプルを一度に与えない方がよい。

おわりに

慢性心不全では疾患の経過につれて悪液質に陥ることが多くあり，そうなれば薬物療法だけでなく栄養管理が不可欠である。悪液質は一度陥ってしまうと回復することが難しいため，初期から十分なエネルギー供給を行うことが重要である。これは旧来の「肥満は必ず是正しなければならない」という考え方からすれば，大きなパラダイムシフトである。そのためには，患者の栄養状態を継続的に評価し，病期に合わせた適切な栄養指導を行っていく必要があるだろう。

参考文献

1. Oreopoulos, A., Padwal, R., Kalantar-Zadeh, K., *et al.* (2008): Body mass index and mortality in heart failure: a meta-analysis. *Am. Heart J.*, 156(1):13-22.
2. Pocock, S. J., McMurray, J.J., Dobson, J., *et al.* (2008): Weight loss and mortality risk in patients with chronic heart failure in the candesartan in heart failure: assessment of reduction in mortality and morbidity (CHARM) programme. *Eur. Heart J.*, 29(21):2641-2650.
3. Komukai K, Minai K, Arase S, *et al.* (2012): Impact of body mass index on clinical outcome in patients hospitalized with congestive heart failure. *Circ. J.*, 76(1): 145-151.
4. WSAVA Global Nutrition Guidelines. https://www.wsava.org/Guidelines/Global-Nutrition-Guidelines/
5. WSAVA栄養評価ガイドラインおよびグローバル栄養ツールキット(日本語版) http://www.jbvp.org/vitalsigns/index.html
6. 若林秀隆 (2015): PT・OT・STのためのリハビリテーション栄養 第2版. p17: 医歯薬出版社，東京.
7. Jensen, G. L, Wheeler, D. (2012): A new approach to defining and diagnosing malnutrition in adult critical illness. *Curr. Opin. Crit. Care.*, 18(2):206-211.
8. Chandra, R. K., Kumari, S. (1994): Nutrition and immunity: an overview. *J. Nutr.*, 124(8 Suppl): 1433S-1435S.
9. Saxena, Q. B., Saxena, R. K., Adler, W. H. (1984): Effect of protein calorie malnutrition on the levels of natural and inducible cytotoxic activities in mouse spleen cells. *Immunology*, 51(4): 727-733.
10. Chandra, R. K. (1992): Nutrition and immunoregulation. Significance for host resistance to tumors and infectious diseases in humans and rodents. *J. Nutr.*, 122(3 Suppl): 754-

757.
11. Freeman, L. M., Roubenoff, R.(1994): The nutrition implications of cardiac cachexia. *Nutr. Rev.*, 52(10): 340-347.
12. Evans, W. J., Morley, J. E., Argilés, J. *et al.* (2008): Cachexia: a new definition. *Clin. Nutr.*, 27(6): 793-799.
13. Anker, S. D., Negassa, A., Coats, A. J., *et al.* (2003): Prognostic importance of weight loss in chronic heart failure and the effect of treatment with angiotensin-converting-enzyme inhibitors: an observational study. *Lancet*, 361(9363): 1077-1083.
14. Nagaya, N., Moriya, J., Yasumura, Y., *et al.* (2004): Effects of ghrelin administration on left ventricular function, exercise capacity, and muscle wasting in patients with chronic heart failure. *Circulation*, 110(24):3674-9.
15. Roudebush, P., Keene, B. W. (2014)：心血管系の疾患. In: 小動物の臨床栄養学(Hand, M. S., Thatcher, C. D., Remillard, R. L. 他編, 岩崎利郎, 辻本 元監訳), 第5版, pp.853-886, インターズー, 東京.

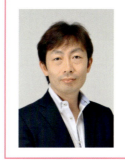

徳本一義 Tokumoto, Kazuyoshi
ヘリックス株式会社

出張が続きますと，地方の美味しい食べ物とお酒をいただくことが楽しみになりますので，どうしても体重が増えていきます。その度に，obesity paradox！と唱えて自分を正当化しようとしていますが，当然健康的であるわけがありません。適正体重を保ちましょう。

特集2-3

循環器疾患の栄養管理

循環器疾患のある肥満症例の栄養管理

鈴木武人
Suzuki, Takehito

point
- 脂肪組織は単なる貯蔵庫ではない。アディポカインを分泌し、代謝を調節する重要な器官である。
- 肥満により変化したアディポカイン分泌や過度のインスリン分泌は、交感神経や腎機能の調節を介して、血圧上昇につながる。
- 一般食によるカロリー（給餌量）制限は、他の必須栄養素（ミネラル、ビタミンetc.）の不足を招く可能性があり、注意が必要。
- フードのナトリウム含量はカロリーベースで比較すると肥満療法食≧一般食＞腎臓病療法食＞心臓病療法食であるが、タンパク質含量は肥満療法食＞心臓病療法食≧一般食＞腎臓病療法食となっているため、心疾患や肥満の程度により使い分けが必要。

はじめに

　消費量以上に過剰に摂取したエネルギーが体内に脂肪として蓄積し、体重が増加した状態を肥満という。ヒトでは肥満に関連する健康障害が併発すると肥満症と呼んでいる。肥満の源である脂肪を蓄積しているのは皮下や内臓周囲に白色脂肪組織を形成している脂肪細胞である。肥満初期の脂肪細胞は肥大することで脂肪をため込んでいくが、一定の大きさになるとそれ以上脂肪を貯め込むことができなくなり、分裂・増殖していく[1]。増殖した脂肪細胞はまた脂肪を貯め込んで肥大し、この繰り返しで肥満は進行していく。脂肪細胞が単に脂肪をため込む貯蔵庫の役割しか持たないというのは30年ほど前の話で、近年ではアディポカインと呼ばれる種々の生理活性をもったタンパク質の分泌を介し、個体レベルでエネルギー代謝をコントロールする重要な内分泌器官として位置付けられている。

　本稿では肥満が慢性心不全をはじめとする循環器疾患にどのような影響を与えるのかをメカニズムを含めて概説するとともに、ヒトと犬や猫との病態の違いや、それに合わせた栄養管理についても述べたい。

肥満はなぜ悪いのか

　心不全における代償機能についておさらいしてみよう。1つは神経系を介した調節で、心拍出量や血圧の低下を補うために交感神経が活性化し、心拍数の増加や収縮の増強が行われる。それに加えて、体液性の調節機能であるレニン・アンジオテンシン・アルドステロン（RAA）系が活性化することで、Na^+、Cl^-および水の保持により血液量が増大し、より持続的に血行動態が維持される。

　一方、肥満はこのメカニズムにどのような悪影響を及ぼすのだろうか。肥満状態が心血管系やそれらを調節する神経体液性因子に与える影響を調べた興味深い研究がある。10～16歳の青少年（ヒト）が対象であるが、非肥満の者、肥満の者、肥満状態から20週かけての減量プログラムで1kg以上減量した者を比較した結果、被験者は測定項目に影響のある基礎疾患を持たないにもかかわらず、肥満によって血圧、心拍出量、血漿量は有意に増加し、これらを裏付ける

表1 非肥満，肥満の青少年における体組成，血行動態，ホルモンの比較

項目	非肥満 (N=18)	肥満 (N=60)	減量 (N=36)[§]
		平均±標準誤差	
体重 (kg)	48.3 ± 3.3	92.7 ± 4.1[*]	84.3 ± 5.2
体脂肪率 (%)	22.1 ± 1.4	43.9 ± 0.9[*]	38.4 ± 1.6
血圧 (mm Hg)	76 ± 2	92 ± 3[*]	82 ± 1
心拍数 (拍動数/分)			71.0 ± 2.4
心拍出量 (L/分)	7.6 ± 0.4	11.9 ± 0.7[*]	9.5 ± 0.4
血漿量 (mL)	2665 ± 110	3896 ± 216[*]	3158 ± 137
血漿インスリン (10^{-2}IU/L)	9 ± 1	26 ± 2[*]	16 ± 1
血漿アルドステロン (pmol/L)	424 ± 78	332 ± 33[*]	241 ± 42
血漿ノルアドレナリン (mmol/L)	2.0 ± 0.2	2.8 ± 0.3[*]	1.5 ± 0.2

[*] $P<0.05$ 肥満と非肥満の比較
[§] 20週間の減量プログラムを実施し，体重1kg以上減量できた群

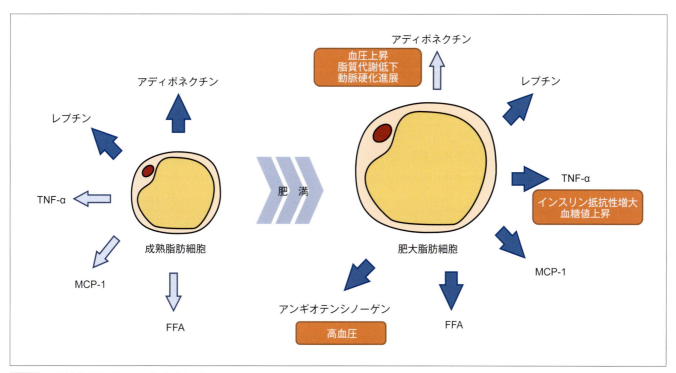

図1 成熟脂肪細胞と肥大脂肪細胞
肥大した脂肪細胞はアディポカインの分泌パターンが逆転し，メタボリックシンドロームを誘発する。

ようにノルアドレナリンやアルドステロンの血中濃度も上昇していた[2]（**表1**）。ここで注目したいのは，肥満によって生じたこれら一連の反応が，心不全における代償機能と同じような反応を示しているということである。犬でも肥満において同様な反応が生じることが報告されており，肥満は循環器疾患のリスクファクターになり得る。

脂肪組織は内分泌器官

前述の肥満時の変化は，脂肪組織がアディポカインを分泌する内分泌器官と捉えると，その多くを説明できる。その一端を循環器疾患に関わる部分に絞って述べてみよう。

まず，非肥満時の正常な脂肪細胞の役割だが，視床下部

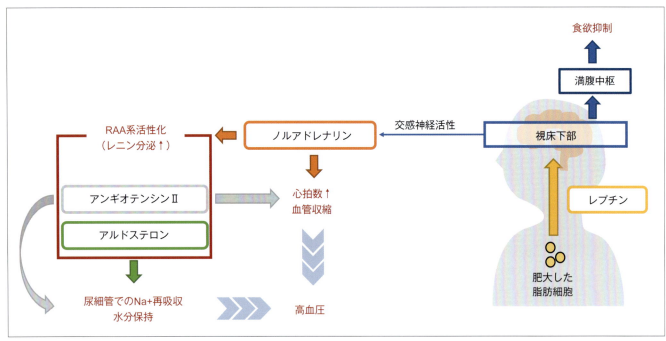

図2　肥満時のアディポカイン分泌が循環器に及ぼす影響
増大したレプチン分泌は交感神経を活性化し，高血圧を引き起こす。

の満腹中枢刺激による食欲抑制や，交感神経刺激による脂肪分解促進作用を示すレプチン，糖の取り込みや脂肪酸燃焼を促進するアディポネクチンを分泌し，脂肪組織が一時的なエネルギー貯蔵庫として機能を発揮しやすいように（過度な脂肪蓄積が起こらないように）調節されている[3-5]（**図1**および**図2**）。

一方，肥満時の肥大した脂肪細胞では，アディポネクチンの分泌が大幅に低下して脂肪の燃焼が抑制され，肥満に抵抗するためにレプチン分泌が増大するも耐性が生じて食欲が抑制できなくなる（**図1**）。その一方で，増大したレプチン産生は過度の交感神経刺激を引き起こし，過剰に分泌されたノルアドレナリンが心機能の亢進や血管収縮といった作用を介して心拍出量の増加や血圧の上昇を引き起こす[6]（**図2**）。また，交感神経系の興奮はRAA系を出発点から活性化し，血圧を上昇させる。つまり，ノルアドレナリンが腎の傍糸球体装置に作用してRAA系最上流のレニン分泌を亢進し，活性化したRAA系がと血管収縮，近位尿細管でのNa^+再吸収促進と水分貯留を引き起こし，血圧を上昇させる[7]（**図2**）。以上は肥満時の脂肪細胞が直接的に引き起こす循環器への影響であるが，肥満によるアディポカインの分泌パターンの変化によって引き起こされる高インスリン血症も循環器へ影響を与える。

肥大した脂肪細胞では上述のアディポカインに加えて，腫瘍壊死因子（TNF）-αや自身が貯蔵していた脂肪がレプチンの作用によって分解された遊離脂肪酸の分泌が増大する。これらは骨格筋や肝臓でのインスリンの作用を阻害し，グルコースの血中からの取り込みが抑えられることで高血糖が持続してしまう[8,9]（**図3**）。インスリンが分泌されても高血糖が解消されないため，さらにインスリンが分泌されることで過剰分泌を招く。このようにインスリンは分泌されているにもかかわらず効果が低下することをインスリン抵抗性と呼ぶ。インスリンは血糖値低下作用以外に，高インスリン血症になると腎臓の遠位尿細管に作用してNa^+の再吸収を促進し，心血管系で交感神経に対して拮抗的に働くカルシトニン遺伝子関連ペプチド（CGRP）神経の作用を抑制する[10,11]。Na^+の体内保持率が高まれば水分貯留を引き起こし血圧が上昇するし，血管を拡張するCGRP神経の作用が低下すれば，血管を収縮する交感神経の作用が相対的に高まり，血圧が上昇する（**図4**）。

循環器疾患のリスクファクターとしての肥満は，脂肪細胞から分泌されるアディポカインの分泌パターンを反転させ，それが鍵となり循環器疾患への扉が開かれてしまう。そして

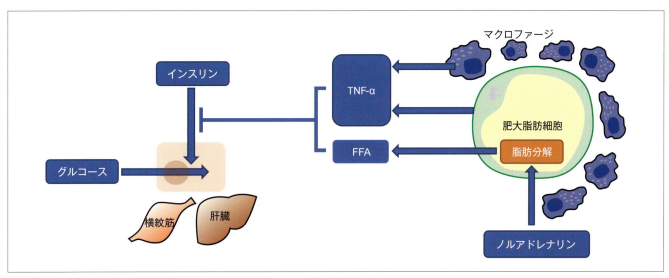

図3 肥満時のアディポカイン分泌がインスリン抵抗性に及ぼす影響
増大したTNF-αやFFA（遊離脂肪酸）の分泌は交感神経を活性化し，インスリン抵抗性を増長する。

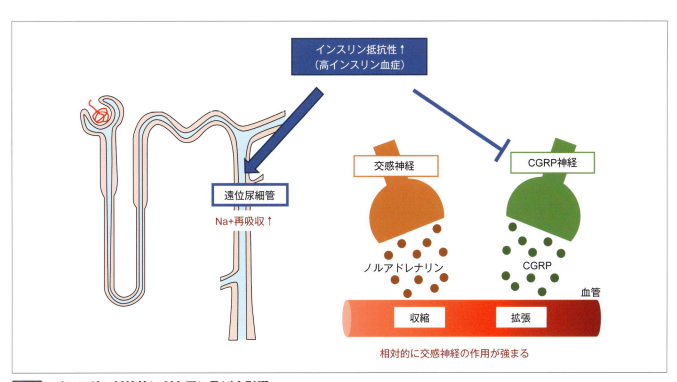

図4 インスリン抵抗性にが血圧に及ぼす影響
インスリン抵抗性の増大による高インスリン血症は，尿細管でのNa;再吸収，血管の拡張抑制を介して高血圧を誘導する。

神経系，RAA系やインスリンなどの内分泌系の変化を介して循環器へダメージを与えていく。これらは脂肪組織が内分泌器官といわれる所以であり，たかがダイエットの憎き敵といってはいられない理由である。

犬・猫とヒトとの違い

前述のメカニズムは，一部犬・猫での研究を含んでいるが，

表2 犬用肥満療法食，心臓病療法食，その他の低ナトリウム食の例

メーカー		ロイヤルカナンジャパン						日本ヒルズ・コルゲート				
ブランド		サイズヘルスニュートリション（一般食）	食事療法食					サイエンス・ダイエット（一般食）	ヒルズ・プリスクリプション・ダイエット			
製品名		ミディアムアダルト	減量サポートドライ	満腹感サポートドライ	満腹感サポートスペシャルドライ	心臓サポート1＋関節サポート	心臓サポート2	レギュラー用アダルト	r/d（犬用）	メタボリックス™	k/d（犬用）	u/d（犬用）
代謝エネルギー (kcal/100g)		384	312↓	268↓	266↓	383.2↓	414.3↑	372	312↑	311↑	394↑	400↑
代謝エネルギー400kcalあたりの栄養成分(g)	タンパク質	24.0	43.6↑	44.8↑	45.1↑	26.0↑	25.1↑	21.1	35.5↑	29.6↑	13.1↓	9.0↓
	脂肪	12.5	12.8↑	14.2↑	14.3↑	14.6↑	19.3↑	14.3	12.2↓	13.2↓	16.9↑	17.3↑
	炭水化物	-	40.3	42.4	42.4	46.0	36.5	47.3	38.0↓	41.5↓	48.7↑	51.9↑
	食物繊維	6.7	23.4↑	42.0↑	41.8↑	14.6↑	5.3↓	-	-	-	-	-
	ナトリウム	0.4	0.6↑	0.5↑	1.1↑	0.4	0.1↓	0.3	0.3	0.4↑	0.2↓	0.2↓
	マグネシウム	0.1	0.1	0.2↑	0.2↑	0.2↑	0.1	0.1	0.1	0.1	0.1	0.0
	カルシウム	1.3	1.8↑	1.3	1.4↑	0.9↓	0.7↓	0.7	1.0↑	1.0↑	0.5↓	0.4↓
	カリウム	0.7	1.3↑	1.3↑	1.2↑	0.8↑	0.7	0.7	1.0↑	0.9↑	0.6↓	0.5↓
	タウリン	0.1	0.4↑	0.3↑	0.3↑	0.4↑	0.3↑	0.1	0.1	-	-	0.1
	カルニチン	0	0.04↑	0.05↑	0.05↑	0.09↑	0.08↑	0	-	0.03↑	-	0.03↑
	EPA+DHA（ω3脂肪酸）	0.3	0.2↓	0.6↑	0.5↑	0.6↑	0.4↑	-	-	-	-	-
	総ω3脂肪酸	0.6	-	-	-	-	-	0.5	0.3↓	-	0.8↑	0.5

注：同じ製造元の一般食と比較して療法食の代謝エネルギー・栄養成分が高い（多い）場合↑，低い（少ない）場合↓で表示。

ヒトや実験動物を中心にした研究が多い。肥満とそれに関連した疾患にはヒトと共通したメカニズムや現象も多く認められるが，犬・猫に固有の現象もあることから，ここではその比較についてまとめたい。

脂肪細胞のアディポカイン分泌に関しては，犬・猫においてもヒトと同様に肥満時に血中レプチン濃度が増加し[12]，アディポネクチン濃度が低下することが報告されている[13, 14]。これらの変化が体脂肪率や肥満度と相関することも明らかになっている[15]ことから，肥満時のアディポカイン分泌器官としての脂肪細胞の働きや直接的な循環器疾患への影響は大筋でヒトと類似しているものと考えられる。

一方，肥満に伴う脂質異常症，特に低比重リポタンパク質(LDL)の増加はヒトでは動脈硬化のリスクを高め，動脈硬化は虚血性心疾患の原因となるが[16]，犬・猫では虚血性心疾患は起こりにくいとされているし[17]，発生例も少ないのではないだろうか。犬では，高比重リポタンパク質(HDL)が体内で回収したコレステロールをLDLなどに転送する酵素（コレステリルエステル転送タンパク；CETP）の活性が低いためにHDLが減少しにくかったり[18, 19]，肝臓へのコレステロール逆輸送にLDLの関与が低い[20]ことから動脈硬化を起こしにくいと言われている。しかし，近年のヒトでの研究では，CETPは抹消から回収したコレステロールが満載され，これ以上コレステロールを回収することができない成熟HDLを増加させるだけで動脈硬化の発生リスク低減にはつながらないという報告[21]もあるため，動物での詳細な研究が待たれる。高インスリン血症を介した循環器への影響に関しては動物種差が大きく，単純にヒトでの結果を犬・猫に当てはめることができない。犬では肥満によりインスリン感受性が低下するものの，インスリン分泌能が高さによりカバーされて高血糖を引き起こさない[22]（犬の糖尿病はヒトの1型に類似した病態がほとんどである[23]）。よって犬ではヒトのような肥満によるインスリン抵抗性に端を発した糖尿病は引き起こされないが，増大したインスリン分泌によるRAA系の亢進の可能性は否定できない。一方，猫では肥満時にインスリン抵抗性が生じ[24]，肥満でヒトの2型糖尿病と類似した病態を示す。

表3 猫用肥満療法食，低ナトリウム食の例

メーカー	ロイヤルカナンジャパン					日本ヒルズ・コルゲート				
ブランド	フィーラインヘルスニュートリション（一般食）	食事療法食				サイエンス・ダイエット（一般食）	ヒルズ・プリスクリプション・ダイエット			
製品名	フィット	減量サポートドライ	満腹感サポートドライ	腎臓サポート	腎臓サポートスペシャル	アダルト	r/d（猫用）	メタボリックス™	メタボリックス™＋ユリナリーコンフォート	k/d（猫用）
代謝エネルギー（kcal/100g）	384	356↓	308↓	392↑	393↑	416	316↓	347↓	341↓	410↓
タンパク質	31.3	47.2↑	44.2↑	23.4↓	26.4↓	28.1	41.8↑	39.8↑	38.9↑	24.5↓
脂肪	13.5	11.2↓	11.7↓	17.3↑	17.3↑	17.8	11.7↓	13.9↓	13.7↓	17.3↓
炭水化物	-	31.6	37.7	45.0	41.5	31.5	33.1↑	29.6↓	31.0↓	36.5↑
食物繊維	11.7	16.5↑	30.7↑	-	10.9↓	-	-	-	-	-
ナトリウム	0.5	0.6↑	0.7↑	0.4↓	0.4↓	0.3	0.4↑	0.3	0.3	0.2↓
マグネシウム	0.1	0.1	0.1	0.1	0.1	0.1	0.1	0.1	0.1	0.1
カルシウム	1.2	1.5↑	1.7↑	0.6↓	0.6↓	0.7	1.0↑	1.0↑	0.8↑	0.7
カリウム	0.7	1.1↑	1.4↑	0.9↑	0.9↑	0.7	1.0↑	0.7	0.8↑	0.6↓
タウリン	0.2	0.2	0.3	0.2	0.2	0.2	0.2	0.2	0.3↑	-
カルニチン	0	0.02↑	0.03↑	-	-	-	-	-	-	-
EPA+DHA（ω3脂肪酸）	0.2	0.2	0.3↑	0.4↑	0.4↑	-	-	-	-	-
総ω3脂肪酸	0.7	-	-	-	-	0.4	0.2↓	1.5↑	1.4↑	0.9↑

（代謝エネルギー400kcalあたりの栄養成分（g））

注：同じ製造元の一般食と比較して療法食の代謝エネルギー・栄養成分が高い（多い）場合↑，低い（少ない）場合↓で表示。

肥満は本当に悪いのか？

　肥満パラドックスという言葉をご存知だろうか。肥満は糖尿病や高血圧，心不全，腎臓病のリスクファクターであるにもかかわらず，標準体重の患者より肥満患者の方で予後が良いという逆説的な現象を指す言葉だ。2型糖尿病に関しては最新の研究で肥満パラドックスは否定されたが，心不全患者では肥満パラドックスが存在するとの報告が多い[25, 26]。これらに関しては，結果に影響を与える様々なバイアスが排除し切れておらず，数値上の理論だと否定する向きもある。とはいっても，肥満は動物でも循環器疾患のリスクを高める因子であることは明確であり，過度の肥満は運動器疾患の原因となったり，循環器に問題があれば運動不耐性につながり，肥満の解消はより困難になっていくことから，肥満に対する何らかの対策は施すべきと考える（これ以上体重を増加させないという意味も含めて）。

市販の肥満療法食，心臓病療法食の成分の特徴と利用

　代表的な肥満療法食，心臓病療法食の栄養成分について，通常食と異なる配合割合かつ肥満，循環器疾患に関連のある項目をピックアップして犬用フードを**表2**に，猫用フードを**表3**にまとめた。
　減量を目的とした療法食は，一般食に対して単位量あたりのカロリーが70％弱〜80％程度に抑えられているものが多く，食物繊維を多く含むことが特徴である。食物繊維は大きく水溶性食物繊維と不溶性食物繊維に分けられ，前者の代表例としては食品に粘性を与える添加物であるペクチンやグアーガム，後者は固化後のこんにゃくに含まれるグルコマンナンなどが挙げられる（グルコマンナンそのものは水溶性食物繊維である）。これらは消化管内でゲル状になる，あるいは水を吸収して膨張するといった特徴を持ち，かさ増し効果により満腹感が得られるとともにそれが持続するために腹持

ちが良くなる[27, 28]。一方で，食物繊維には様々な機能性が報告されており，膵リパーゼの分泌抑制[29, 30]，脂質の排泄促進[31]，糖の吸収を緩やかにする[32, 33]などエネルギー摂取抑制に関わるもの，Naの排泄促進による血圧上昇抑制[34]などである。

肥満療法食では肥満度に合わせて給餌プログラムが示されていることがほとんどだが，前述のように食物繊維を利用して満腹感を高めていることから，一般食に比較して1日当たりの給餌量もやや少なめに設定されている。ここで注意したいのは，一般食を用いて制限給餌を行った場合，カロリーが制限されるだけでなく，全ての栄養素が同時に制限されてしまうということである。そのため，療法食ではミネラル，ビタミンなど必須栄養素が調整されているほか，タンパク質が増量されている場合が多く，肥満犬の減量には通常レベルのタンパク質＋高繊維質食よりも高タンパク質高繊維質食で体重減少率が高かったという報告もある[35, 36]。タンパク質はエネルギー源にもなるが，筋肉をはじめとする様々な細胞を維持するためにも不可欠な栄養素である。カロリー制限のために炭水化物や脂質とともにタンパク質も減量し，それが必要量を満たせていないと不足したタンパク質(アミノ酸)を補うために筋肉が分解され，一見減量したように見えても不必要な脂肪は一向に減らず，健康的な減量とはいえない。その一方で，体タンパク質生合に必要な量以上のタンパク質の過剰摂取はエネルギー代謝へと向かい，窒素を含む代謝産物が増加する。心不全では腎機能低下が認められることは多いが，尿素や尿毒素とされるその他のタンパク質代謝産物も含め，腎臓で濾過すべき物質が血中に増加する(腎臓の仕事率を高める)ことが不適切であることは想像にかたくない(慢性腎臓病の食事管理については本誌No.24の特集を参照のこと)。

一方，心臓病療法食は前述のように食事由来のナトリウムを低減することで心血管系への負荷を軽減するもので，このタイプのフードがもっとも低ナトリウム含量である。また，カルニチンは筋細胞で主に長鎖脂肪酸のミトコンドリアへの輸送に関わる物質で，不足することでエネルギー代謝が滞る可能性がある。端的に述べると筋肉の細胞内でATPを作り出すミトコンドリアにエネルギー源の脂肪を届けるのがカルニチンである。これに加えて，カルニチンは体内の筋細胞の中でも特に心筋に多く含まれることが分かっており，近年，心筋の保護作用を有することが報告されている[37]。

ナトリウム含量の視点から規格品の療法食をみると，心臓病療法食に次いでナトリウム含量が低いのは腎臓病療法食であるが，これは前述の通りタンパク質の代謝産物による腎臓への負荷軽減を狙っているので，一般食に対してタンパク質の含量は低減されていることに注意したい。

以上，各療法食について概説したが，実際には肥満度，心疾患の重篤度，心不全に関わる腎障害の有無とその程度，個々の嗜好性の違いなど，様々な要因の組み合わせによって栄養管理のポイントは異なって当然である。それ故，肥満と循環器疾患を1つの療法食でカバーするのは困難な場合も多いと思われる。加えて，低ナトリウムの療法食は嗜好性が悪く処方しにくいと思われるかもしれないが，ここに面白い研究結果があるので参考にして頂きたい。フード中の主要なナトリウム源である塩化ナトリウムは犬や猫の味覚を刺激することが分かっているが[38]，犬では塩化ナトリウム量の増加に伴い，ウェットフードでは嗜好性が高まるのに対し，ドライフードでは嗜好性に影響を与えないとする報告もある[39]。その上，低ナトリウムであってもフードをそれぞれの動物が好む風味に調整すれば塩化ナトリウムの味覚効果は隠されてしまうという[39]。加えて，フードの温度も嗜好性への影響が大きく，体温程度に温めた時が最も嗜好性が高くなるとされている[40]。

食事療法は，日々の積み重ねが実を結ぶ地道な取り組みであり，療法食を優先するあまり，食事の基本がないがしろになっては元も子もない。必要十分なカロリーや栄養素の摂取，体重および生体機能の維持は食事の重要な目的であるから，エネルギー源や生理機能に必須の栄養素を犠牲にして食べない療法食を押し通すことは避けたい。その一方でエネルギー消費量に対し適切な給餌量が守られていなかったり，副食の頻度や内容に問題がある場合も多いことだろう。特に我々ヒトの食品にはナトリウム含量が多いものも多く，コミュニケーションの一環として安易に与えすぎている例も散見されるのではないだろうか。身近にあって犬や猫に与えがちなナトリウム含量の多い食品としては，しらす干し，チーズ，食肉加工製品(ハム，ベーコンetc.)，魚肉練り製品などが挙げられる。これらは嗜好性も良く手軽に与えやすいが，カロリー，リン酸塩を多く含む[41]という点でも推奨できるものではない。

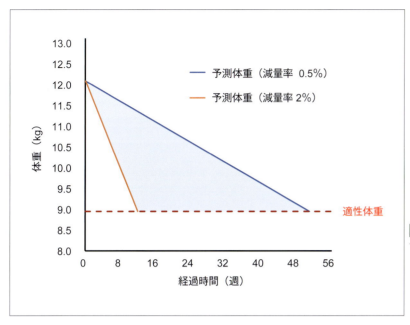

図5 減量に必要な期間の予測

例）現体重（肥満体重）12kg で理想体重 8.92kg の場合
　　肥満体重 12kg − 理想体重 8.92kg ＝ 3.08kg
　　肥満体重 12kg × 2％ ＝ 0.24kg/週
　　3.08kg ÷ 0.24kg/週 ＝ 12.833･･･ ≒ 13 週（減量率 2％ の最短減量期間）
　　12.83 × 4 ＝ 51.32 ≒ 52 週（減量率 0.5％ の最長減量期間）

表4 BCS と予想される体脂肪率・理想体重の関係（犬と猫）

BCS	体脂肪率 (%)	理想体重 (%)
1	<5	<85
2	6〜14	86〜94
3	15〜24	95〜106
4	25〜34	107〜122
5	35〜45	123〜146

肥満における給餌計画

循環器疾患を抱えた肥満動物では，減量に運動を積極的に取り入れることがむずかしいため，減量計画の中心は食事管理となる．どのくらいの体重をどのくらいの期間をかけて減量するのかは給餌計画を立てる上で非常に重要であるが，ヒトでは週に体重の 2％ の減量が最大で，それ以上は健康上問題があることが報告されている[38,42]．犬・猫において減量を成功させつつ，健康上問題のない減量率は，週に 0.5〜2％ 程度とされており，この値から最短及び最長の目標体重に達する期間を予測できる（**図5**）[43]．

理想体重の推定

表4 に示したようにボディコンディションスコア（BCS）と体脂肪率や理想体重の関係から求める．例えば BCS が 5 で肥満時の体重 12kg では，理想体重は 12÷1.345＝ 8.92kg となる（1.345 は**表4** の BCS5 の理想体重(％)の 123〜146 の中央値）[43]．次に，図の最大と最小の予測体重に囲まれた網掛内に実際の体重が入るよう給餌計画を立てる．

給餌量の決定

理想体重における 1 日あたりのエネルギー要求量（Daily Energy Requirement; DER）を求める．

避妊・去勢した成犬：1.6×安静時エネルギー要求量※
（Resting Energy Requirement; RER）

であるが，肥満からの減量であることを考慮すると，肥満傾向の成犬向けの，

1.2～1.4 × RER で DER を求める。

1.2～1.4 × 361 kcal = 433～505 kcal

（猫では DER を求める係数が，成猫：1.2～1.4，肥満傾向の成猫：1.0 となる。）

本来は1日当たりこの程度のエネルギーで体重の維持が可能である。現在のフードにおける1日当たりのエネルギー摂取量と比較すると，どの程度過剰に摂取していたか分かりやすい。

減量のためにはこれよりも少ないエネルギー摂取量にする必要があり，

成犬：1.0～1.2 × RER　（例では 361～433 kcal）

成猫：0.8～1.0 × RER

から減量治療を始めることが推奨されている[43]。

例えば 100g あたり 300 kcal の肥満療法食を用いる場合には，1日当たり 120～144g を与えればよいことになる。

※ RER の算出方法

RER＝70×（理想体重[kg]）$^{0.75}$

上の例の当てはめると

RER＝70×(8.92)$^{0.75}$ ≒ 361 kcal

このように計算された給餌量は減量の基本となるが，あくまで推定値であることから，個体差や年齢，温度などによって変化する可能性は多分にある。それを踏まえた上で定期的に体重と摂取エネルギー量をモニタリングし，都度それらの情報や健康状態を反映させながら理想体重を目指したい。

最後に，肥満からの減量について書かれた多くの成書や総説などで必ず述べられていることだが，減量のための給餌計画はどんなに綿密な計画を立て効果的なフードを使用しようとも，適切に実行されなければ意味を成さない。実現可能な減量プログラムを期待外れに変えてしまうのは，その動物の生活環境によるところも大きい。前述のように主食のフード以外にトリーツの内容や量が不適切であったり，欲しがるから，空腹で我慢させるのがかわいそうといった感情から給餌量を増やしてしまったりと，普段から世話をしている飼い主だけでなく同居する家族全員が肥満の危険性を理解し，減量プログラムを受け入れることは重要である。

参考文献

1. 杉原 甫（2003）：脂肪細胞の増殖．In：日本医学会 - 第124回日本医学会シンポジウム記録集　肥満の科学, 71-81.
2. Rocchini, A. P., Key, J., Bondie, D., et al. (1989): The effect of weight loss on the sensitivity of blood pressure to sodium in obese adolescents. *N. Engl. J. Med*. 321 (9): 580-585.
3. Hotta, K., Funahashi, T., Bodkin, N. L., et al. (2001): Circulating concentrations of the adipocyte protein adiponectin are decreased in parallel with reduced insulin sensitivity during the progression to type 2 diabetes in rhesus monkeys. *Diabetes*, 50 (5): 1126-1133.
4. Yamauchi, T., Kamon, J., Waki, H., et al. (2001): The fat-derived hormone adiponectin reverses insulin resistance associated with both lipoatrophy and obesity. Nat. Med., 7 (8): 941-946.
5. González-Muniesa, P., Mártinez-González, M.-A., Hu, F. B., Després, et al. (2017): Obesity. *Nat. Rev. Dis. Primers*., 3: 17034.
6. Carulli, L., Ferrari, S., Bertolini, et al. (1999): Regulation of ob gene expression: evidence for epinephrine-induced suppression in human obesity. *J. Clin. Endocrinol. Metab*., 84 (9): 3309-3312.
7. Komukai, K., Mochizuki, S., Yoshimura, M. (2010): Gender and the renin-angiotensin-aldosterone system. *Fundam. Clin. Pharmacol*. 24 (6): 687-698.
8. Okuno, A., Tamemoto, H., Tobe, K., et al. (1998): Troglitazone increases the number of small adipocytes without the change of white adipose tissue mass in obese Zucker rats. *J. Clin. Invest*., 101 (6): 1354-1361.
9. Yamauchi, T., Kamon, J., Waki, H., et al. (2001): The mechanisms by which both heterozygous peroxisome proliferator-activated receptor gamma (PPARgamma) deficiency and PPARgamma agonist improve insulin resistance. *J. Biol. Chem*. 276 (44): 41245-41254.
10. Takatori, S., Mizote, M., Zamami, Y., et al. (2003): Effects of insulin on vascular responses to spinal cord stimulation and vasoactive agents in pithed rats. *Br. J. Pharmacol*., 140 (6): 1137-1145.
11. Zamami, Y., Takatori, S., Yamawaki, K., et al. (2008): Acute hyperglycemia and hyperinsulinemia enhance adrenergic vasoconstriction and decrease calcitonin gene-related peptide-containing nerve-mediated vasodilation in pithed rats. *Hypertens. Res*. 31 (5): 1033-1044.
12. Ishioka, K., Soliman, M. M., Sagawa, M., et al. (2002): Experimental and clinical studies on plasma leptin in obese dogs. *J. Vet. Med. Sci*. 64 (4): 349-353.
13. Ishioka, K., Omachi, A., Sagawa, M., et al. (2006): Canine adiponectin: cDNA structure, mRNA expression in adipose tissues and reduced plasma levels in obesity. *Res. Vet. Sci*., 80 (2): 127-132.
14. Ishioka, K., Omachi, A., Sasaki, N., et al. (2009): Feline adiponectin: molecular structures and plasma concentrations in obese cats. *J. Vet. Med. Sci*. 71 (2): 189-194.
15. Ishioka, K., Hosoya, K., Kitagawa, H., et al. (2007): Plasma leptin concentration in dogs: effects of body condition score, age, gender and breeds. *Res. Vet. Sci*., 82 (1): 11-15.
16. Ference, B. A., Ginsberg, H. N., Graham, I., et al. (2017) Low-density lipoproteins cause atherosclerotic cardiovascular disease. 1. Evidence from genetic, epidemiologic, and clinical studies. A consensus statement from the European

Atherosclerosis Society Consensus Panel. *Eur. Heart J*., 38 (32): 2459-2472.
17. Haa, Y. C., and Barter, P. J. (1982): Differences in plasma cholesteryl ester transfer activity in sixteen vertebrate species. *Comp. Biochem. Physiol. B*., 71 (2): 265–269.
18. Guyard-Dangremont, V., Desrumaux, C., Gambert, P., *et al*. (1998): Phospholipid and cholesteryl ester transfer activities in plasma from 14 vertebrate species. Relation to atherogenesis susceptibility. Comp. Biochem. Physiol. B. Biochem. Mol. Biol., 120 (3): 517-525.
19. Tsutsumi, K., Hagi, A., Inoue, Y. (2001): The relationship between plasma high density lipoprotein cholesterol levels and cholesteryl ester transfer protein activity in six species of healthy experimental animals. *Biol. Pharm. Bull*., 24 (5): 579-581.
20. Bailhache, E., Briand, F., Nguyen, P., *et al*. (2004): Metabolism of cholesterol ester of apolipoprotein B100-containing lipoproteins in dogs: evidence for disregarding cholesterol ester transfer. *Eur. J. Clin. Invest*. 34 (8): 527-534.
21. 21. Heinecke, J. W. (2012): The not-so-simple HDL story: A new era for quantifying HDL and cardiovascular risk? Nat. Med., 18(9): 1346-1347.
22. 石岡克己 (2012): 伴侶動物の肥満とその弊害．ペット栄養学会誌, 15(1): 17-23.
23. Hoenig, M. (2002): Comparative aspects of diabetes mellitus in dogs and cats. *Mol. Cell Endocrinol*., 197 (1-2): 221-229.
24. Rand, J. S., Fleeman, L. M., Farrow, H. A., *et al*. (2004): Canine and feline diabetes mellitus: nature or nurture? *J. Nutr*. 134 (8 Suppl): 2072S-2080S.
25. 25. 小武海公明，吉村道博，ほか．(2013) CQ8 心不全患者では太っているほうが予後良好なのか？ *CORE Journal* 循環器，2 (3): 66-74.
26. Ito, M., Wada, H., Sakakura, K., *et al*. (2018): Clinical Characteristics and Mid-Term Outcomes of Non-Elderly Obese Patients with Acute Decompensated Heart Failure in Japan. *Int. Heart J*. 59 (4): 766-771.
27. Burley, V. J., Leeds, A. R., Blundell, J. E. (1987): The effect of high and low-fibre breakfasts on hunger, satiety and food intake in a subsequent meal. Int J Obes 11 Suppl 1: 87-93.
28. Stevens, J., Levitsky, D. A., VanSoest, P. J., *et al*. (1987): Effect of psyllium gum and wheat bran on spontaneous energy intake. *Am. J. Clin. Nutr*., 46 (5): 812-817.
29. Isaksson, G., Lundquist, I., Ihse, I. (1982): Effect of dietary fiber on pancreatic enzyme activity in vitro. Gastroenterology 82 (5 Pt 1): 918–924.
30. Stock-Damgé, C., Bouchet, P., Dentinger, A., *et al*. (1983): Effect of dietary fiber supplementation on the secretory function of the exocrine pancreas in the dog. *Am. J. Clin. Nutr*. 38 (6): 843-848.
31. Johnson, L. R. (1987): Effects of dietary fiber on digestion and absorption. In Physiology of the gastrointestinal tract. Raven Press, New York, pp 1623-1648.2nd ed.
32. Yamada, Y., Hosoya, S., Nishimura, S., *et al*. (2005): Effect of bread containing resistant starch on postprandial blood glucose levels in humans. Biosci. Biotechnol. Biochem., 69 (3): 559-566.
33. Slavin, J., Savarino, V., Paredes-Diaz, A., *et al*. (2009): A Review of the Role of Soluble Fiber in Health with Specific Reference to Wheat Dextrin. J. Int. Med. Res. 37 (1): 1-17.
34. Tsuji, K., Tsuji, E., Nakagawa, Y., *et al*. (1988): Effects of Na-Binding Capacity of Dietary Fibers on Blood Pressure in Spontaneously Hypertensive Rats. *J. Home Econ. Jpn*. 39 (3): 187-195.
35. Weber, M., Bissot, T., Servet, E., *et al*. (2007): A high-protein, high-fiber diet designed for weight loss improves satiety in dogs. *J. Vet. Intern. Med*., 21 (6): 1203-1208.
36. German, A. J., Holden, S. L., Bissot, T., *et al*. (2010): A high protein high fibre diet improves weight loss in obese dogs. *Vet. J.*, 183 (3): 294-297.
37. Oyanagi, E., Yano, H., Uchida, M., *et al*. (2011): Protective action of L-carnitine on cardiac mitochondrial function and structure against fatty acid stress. *Biochem. Biophys. Res. Commun*., 412 (1): 61-67.
38. Weinsier, R. L., Wadden, T. A., Ritenbaugh, C., *et al*. (1984): Recommended therapeutic guidelines for professional weight control programs. *Am. J. Clin. Nutr*., 40 (4): 865-872.
39. Phillip, R., Bruce, W. K. (2001): 心臓血管系の疾患．In：小動物の臨床栄養学（H and, M. S., Thatcher, C. D., Remillard, R. L., *et al*. eds. 本好茂一監修），第 4 版，ｐｐ 603-640，マーク・モーリス研究所日本連絡事務所，東京．
40. Claudia, A. K., and Jacques, D. (2001): 正常猫．In：小動物の臨床栄養学（H and, M. S., Thatcher, C. D., Remillard, R. L., *et al*. eds. 本好茂一監修），第 4 版．，ｐｐ 337-339，マーク・モーリス研究所日本連絡事務所，東京．
41. 文部科学省科学技術学術審議会資源調査分科会．(2017) 日本食品標準成分表 2015 年版（七訂）追補〈2017 年〉．全国官報販売協同組合：東京．
42. Weinsier, R. L., Wilson, L. J., Lee, J. (1995): Medically safe rate of weight loss for the treatment of obesity: a guideline based on risk of gallstone formation. Am. J. Med., 98 (2): 115-117.
43. William, J. B., Philip, W. T.: 肥満．In：小動物の臨床栄養学（H and, M. S., Thatcher, C. D., Remillard, R. L., *et al*. eds. 本好茂一監修），第 4 版．，ｐｐ 459-492，マーク・モーリス研究所日本連絡事務所，東京．

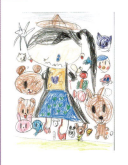

鈴木武人 Suzuki, Takehito
麻布大学獣医学部栄養学研究室

娘(6歳)にパパの似顔絵をお願いしました。こんなふうに載るんだよと前号も見せました。分かったと言って机に向かう娘。できあがったのは私の顔ではありません。動物をたくさん書いてくれたのでOKでしょうか。

特集2 4①

循環器疾患の栄養管理

循環器疾患のある患者の
ホームメード食および
サプリメントの利用：
犬用ホームメード食

清水いと世
Shimizu, Itoyo

point

- 犬のホームメード食は療法食よりも広く利用されている。
- ナトリウム不足は，血液循環に悪影響を及ぼす可能性がある。
- 飼い主用の食材から選べる基本食に加え，不足しやすい栄養素用の補助食とサプリメントで犬の慢性心臓弁膜症用のホームメード食は調製できる。

はじめに

2017年度の犬のペットフードのタイプ別利用率（複数回答）では，ホームメードのペット用食事の利用は12.5％であり，これは市販のドライタイプのペットフードの利用（84.7％）より少ないが，さまざまなペット用療法食の利用（7.3％）を上回っている[1]。犬の心疾患用の療法食は，多くのメーカーから上市されており，以前の療法食と比べ嗜好性は高くなっているが[2]，症例犬の嗜好性やアレルギーなどの問題，あるいは飼い主の都合により，ホームメード食が必要とされる場合もある[3,4]。国内の犬の循環器疾患の調査では，弁膜疾患の罹患率が高い[5]。そこで，弁膜疾患の犬のホームメード食のレシピ設計を中心に紹介する。

栄養基準

犬の弁膜疾患のための栄養管理は，Atkinsらの慢性心臓弁膜症の診断と治療に関するACVIMガイドライン（以下，ACVIM）[6]に則した。ACVIMでは，ステージB1まで食事療法は推奨されておらず，ナトリウム（Na [以下同]）に関する記載はない。ステージB2から食事中にNaの軽度制限ならびに体格を維持するための適正なタンパク質およびエネルギーを含む嗜好性の高い食事を大多数のパネリストが推奨している[6]。同著者らは，ステージB2では，Naを乾物（DM）あたり0.22％程度に制限することを推奨している[7]。

ステージCからは，心臓悪液質の予防が重要になり，適切なエネルギー摂取が提唱され，深刻な腎疾患がない限り低タンパク質食を避け適切なタンパク質摂取量を確保し，Naをやや制限することが推奨されている[6]。ステージDの難治性の体液貯留時には，食欲や腎臓機能へのリスクがないなら，さらにNaの摂取量を減らし[6]，DMあたり約0.10％に制限する必要があるとされている[7]。本稿ではステージB2からステージDの慢性心臓弁膜症に対応するNa含量が0.10～0.22％ DMの範囲を満たすレシピを設計した。

また，食欲や筋肉量の減少，不整脈をともなう場合は，ω3系脂肪酸の補充が推奨されている[6,8,9]。そこで，ω3系脂肪酸もホームメード食レシピ設計で考慮した。ACVIMでは具体的なω3系脂肪酸量は示されていないため，Bauerら

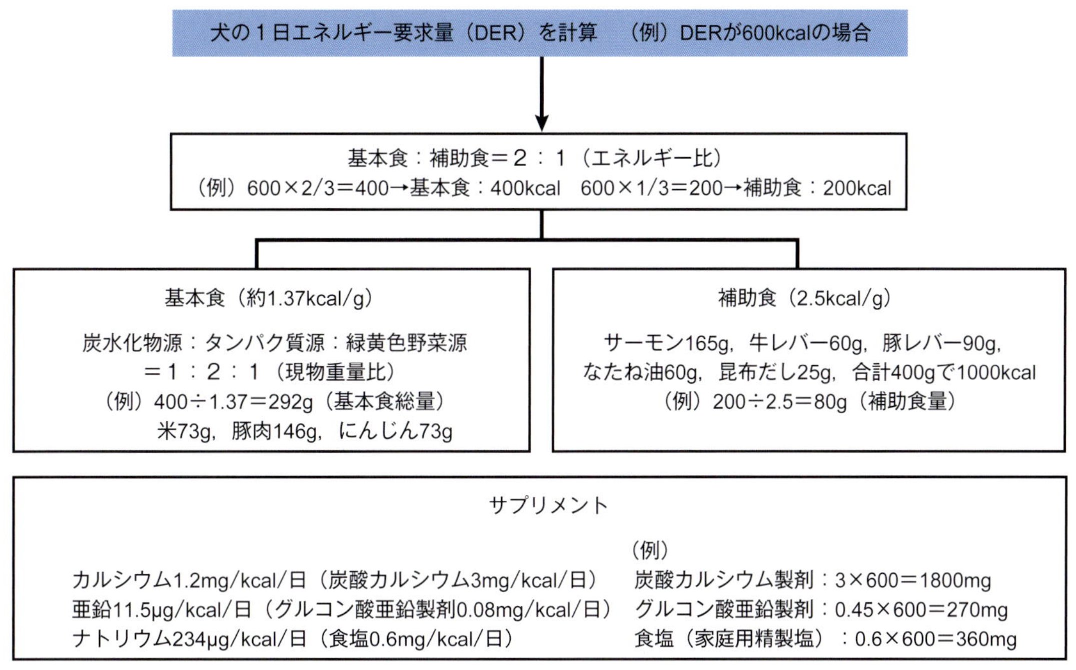

```
犬の1日エネルギー要求量（DER）を計算　（例）DERが600kcalの場合
                        ↓
    基本食：補助食＝2：1（エネルギー比）
    （例）600×2/3＝400→基本食：400kcal　600×1/3＝200→補助食：200kcal
```

基本食（約1.37kcal/g）	補助食（2.5kcal/g）
炭水化物源：タンパク質源：緑黄色野菜源 ＝1：2：1（現物重量比） （例）400÷1.37＝292g（基本食総量） 米73g，豚肉146g，にんじん73g	サーモン165g，牛レバー60g，豚レバー90g， なたね油60g，昆布だし25g，合計400gで1000kcal （例）200÷2.5＝80g（補助食量）

サプリメント

	（例）
カルシウム1.2mg/kcal/日（炭酸カルシウム3mg/kcal/日） 亜鉛11.5μg/kcal/日（グルコン酸亜鉛製剤0.08mg/kcal/日） ナトリウム234μg/kcal/日（食塩0.6mg/kcal/日）	炭酸カルシウム製剤：3×600＝1800mg グルコン酸亜鉛製剤：0.45×600＝270mg 食塩（家庭用精製塩）：0.6×600＝360mg

図1 犬の慢性心臓弁膜症用ホームメード食のレシピ作成手順

の報告に基づき，循環器疾患で推奨されているEPAとDHAの総量 115 mg/kg$^{0.75}$（体重）を基準とした[9]。

総合栄養食は「当該ペットフードおよび水のみで指定された成長段階における健康を維持できるような栄養的にバランスのとれたもの」とされており，国内の総合栄養食の規格には，AAFCO養分基準が採用されている[10]。AAFCO養分基準では，各栄養素が設定されている最小値（下限）を上回り，最大値（上限）を超えないことと定められている。Na以外の栄養素量は，このAAFCO養分基準[11]を参考にした。

ホームメード食の食材の栄養素含量の算出は，我々の以前の報告[12]に則した。この方法を用いて設計した犬の慢性心臓弁膜症用のホームメード食レシピの簡便な作成法を紹介する。

犬の慢性心臓弁膜症用ホームメード食

この調製方法は，各動物病院ですぐに指導できる方法であり，飼い主の食材から選択する基本食と，不足しやすい栄養素を補うための補助食とサプリメントからなる。なお，補助食は一度に1週間分程度をまとめて作り，冷凍保存することによって煩雑さをなくす。一般的に雑炊のように食材を一つの鍋に混ぜて煮る調理が多いが[12]，食材を茹でこぼさなければ，調理による栄養素の損失は少ない。加える水分量は問わないが，多すぎては必要な摂取量を確保できない。

1日のエネルギー要求量（DER）は，維持期の係数（1.0～1.8）に体重の0.75乗をかけて算出するが，現在のボディコンディションスコアが正常であれば，それまでの食事量が適切であると考えられるため，その食事のエネルギー量を用いることができる[13]。ACVIMでは，ステージCのエネルギー摂取量を約60 kcal/kg BWと明示しており[6]，**図1**に体重10 kgのDERが600 kcalの場合を例示した。

DERの2/3を基本食，1/3を補助食から摂取させるため，DERが600 kcalの症例の場合，400 kcalを基本食として，また200 kcalを補助食として与える。基本食は，炭水化物源（主にエネルギー源）とタンパク質源（主にタンパク質，必

表1　基本食の食材（約 1.37 kcal/g 基本食）

炭水化物源	タンパク質源	緑黄色野菜源
乾燥パスタ	鶏もも肉皮なし	にんじん
精白米（こめ）	豚もも肉赤肉	ブロッコリー
	牛もも肉赤肉	

炭水化物源：タンパク質源：緑黄色野菜源＝1：2：1（現物重量比）

表2　補助食の食材と量（2.5 kcal/g 補助食）

サーモン（にじます）	165 g
牛レバー	60 g
豚レバー	90 g
なたね油	60 g
昆布だし※	25 g
合計（1000 kcal）	400 g

※「昆布だし」とは液状のだしであり，その成分値は水に対し3％の昆布を加えて約60分放置し，布でこして得られただしの分析値に基づき決定されている。市販の顆粒だしの場合は，Naが多く含まれるため，注意が必要である。

須アミノ酸および脂肪源）と緑黄色野菜源（主にビタミン源）からなる。飼い主の日々の食材を用い，炭水化物源は米（こめ）あるいはパスタ（乾燥），タンパク質源は赤身の牛または豚のもも肉，皮を含まない鶏もも肉，緑黄色野菜源はにんじんとブロッコリーから選択する（**表1**）。この基本食の炭水化物源，タンパク質源と緑黄色野菜源の現物重量比が1：2：1となるようにする。基本食のエネルギー（ME）は約 1.37 kcal/g である。

　基本食として必要なエネルギー量 400 kcal は，炭水化物源とタンパク質源と緑黄色野菜源の合計では 292（400/1.37）g に相当する。これをそれぞれ現物重量比で1：2：1にすると，73 g，146 g，73 g となる。基本食では AAFCO 養分基準の下限を満たすことが難しい栄養素（鉄，銅，ヨウ素，ビタミン D，ビタミン E，リボフラビン，ビタミン B_{12}，コリン）と ω3 系脂肪酸を多く含む食材で補助食は構成されており，サーモン 165 g，牛レバー 60 g，豚レバー 90 g，なたね油 60 g，昆布だし 25 g で調製する。この合計 400 g のエネルギー量は 1000 kcal であり，補助食に必要なエネルギー量 200 kcal に相当する 80 g を与える（**表2**）。カルシウムと亜鉛については補助食を用いても AAFCO 養分基準を満たすことが難しく，基本食と補助食の合計 1 kcal あたり 1.2 mg のカルシウムと 11.5 μg の亜鉛が不足するので，サプリメントによる補給を行う。例えば，1 kcal あたり 3 mg の炭酸カルシウム製剤と 0.45 mg のグルコン酸亜鉛製剤（亜鉛含量 25.6 mg/g のもの，サンファン Z［ペティエンスメディカル］など）を加える。すなわち，DER が 600 kcal の症例の場合は，炭酸カルシウム製剤は 1800 mg，グルコン酸亜鉛製剤は 270 mg である。

　ここまでのホームメード食の Na 量は，0.08～0.12％ DM であり，ACVIM の最大の Na 制限量に相当する。Na を基本食と補助食の合計 1 kcal あたり 234 μg 添加することで，Na 量は 0.18～0.22％ DM の軽度な制限量となる。これは，食塩（家庭用精製塩）で添加する場合は 0.6 mg/kcal/日になる。食塩の添加が少量のために難しい場合，食

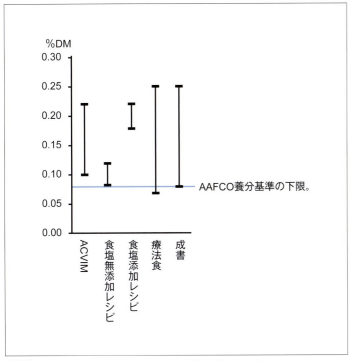

図2 フードに含まれるNa量の範囲（% DM）
ACVIM　ACVIMのステージB2（0.22% DM）のNa量を上端，ステージD（0.1% DM）を下端とした。
設計レシピ　12通りの基本食の組み合わせにおける設計レシピ中Na量の範囲。
療法食　株式会社インターベットのスペシフィック® CKD/CKW。日本ヒルズ・コルゲート株式会社の犬用k/d™ ドライ，犬用k/d™ 缶詰，犬用k/d™ チキン＆野菜入りシチュー 缶詰，犬用k/d™ ビーフ＆野菜入りシチュー 缶詰，犬用h/d™ ドライ。日本農産工業株式会社のドクターズケア 犬用 ハートケア ドライ。ロイヤルカナン ジャポン合同会社の犬用心臓サポート1 ウェット 缶，犬用心臓サポート2 ドライ，犬用心臓サポート2 ウェット 缶に含まれるNa量の範囲。
成書　小動物の臨床栄養学 第5版における犬の心疾患用の食事に推奨されるNa量の範囲。

塩水にして処方することもできる。生理食塩液（0.9 w/v% NaCl）を用いるならば，家庭用精製塩0.6 mgは，0.066 mLに相当する。DER600 kcalの症例の場合，そのレシピに添加する生理食塩液は39.6 mLである。

Na量のACVIMの推奨範囲，上記のホームメード食の食塩添加前と添加後の範囲，市販の心疾患用療法食の範囲，成書13の推奨範囲を**図2**に示す。市販の療法食のNa量は，AAFCO養分基準の下限を下回るものもあれば，ACVIMの推奨範囲を上回るものもある。今回のホームメード食は，食塩を添加しなければACVIMの推奨範囲を下回ることもあるが，ACVIMの推奨はステージによって異なるので，添加する食塩量を変更することによって，各ステージへの対応がほぼ可能となる。詳細なNaのコントロールが，比較的容易であることもこの方法のメリットである。

過度のNa制限は，レニン・アンギオテンシン・アルドステロン系を活性化させるため，中期までの心臓病では推奨されないとする成書[14]や，心臓の圧受容反射が低下するという報告もあり[15]，これらのNa含量はおおよそAAFCO養分基準の下限を下回っている[11]。また，0.016% DMのNaでは，ナトリウム欠乏症になるとの報告もあり[16]，うっ血の認められない段階では，慢性的にAAFCO養分基準下限を下回るNa制限は行わないほうがよいと考えられる。我々の犬のホームメード食の調査でも，食塩を含む調味料を用いないレシピの約2割がAAFCO養分基準のNaの下限を下回っており[12]，ホームメード食の作成時には，Naの不足にも注意が必要である。

本稿におけるホームメード食を用いれば，動物病院で症例犬のDERを算出し，そこから飼い主に，基本食と補助食のレシピと給与量を伝えるとともに，サプリメントを処方することで，慢性心臓弁膜症用のホームメード食を指導すること

ができる．症例犬の体重や状態などに応じて，食事の量や内容の見直しは必要である．

おわりに

各動物病院で簡単に指導できる犬の慢性心臓弁膜症用のホームメード食の作成法を紹介した．アレルギーや嗜好性の問題などで他の食材を用いなければならない場合は，筆者らの方法[12]に基づき，一からレシピ設計を行うことも可能であり，個々の症例に応じたより綿密な食事管理が可能となる．食事管理すべてを獣医師が担うのではなく，ペット栄養管理士や動物看護師が対応する場を設けることで，動物病院全体による獣医療提供となる．本稿が慢性心臓弁膜症を持つ犬の栄養管理の一助になれば幸いである．

謝辞

この原稿を仕上げるにあたり，多くのご助言をいただきました京都大学の松井徹教授，また，このような機会を与えてくださった京都大学の舟場正幸准教授，日本獣医生命科学大学の松本浩毅准教授に感謝いたします．

参考文献

1. 一般社団法人 ペットフード協会．(2017)：平成29年(2017年)全国犬猫飼育実態調査結果．http://www.petfood.or.jp/topics/img/171225.pdf
2. 竹村直行．(2011)：慢性心臓病の栄養管理を巡る新たな展開と可能性．ペット栄養学会誌，14: 89-94.
3. Remillard, R. L. (2008): Homemade diets: attributes, pitfalls, and a call for action. *Top. Companion Anim. Med*., 23(3): 137-142.
4. Johnson, L. N., Linder, D.E., Heinze, C. R., *et al*. (2016): Evaluation of owner experiences and adherence to home-cooked diet recipes for dogs. *J. Small Anim. Pract*., 57(1): 23-27.
5. 安武寿美子，高島一昭，山根義久．(2005)：犬猫の循環器疾患1521例の発生状況に関する調査．動物臨床医学，14(4): 123-131.
6. Atkins C., Bonagura J., Ettinger S., *et al*. (2009): Guidelines for the diagnosis and treatment of canine chronic valvular heart disease. *J. Vet. Intern. Med*., 23(6): 1142-1150.
7. Atkins, C. E., Ames, M.K. (2017): Classification and advances in the management of canine heart failure. https://pdfs.semanticscholar.org/8f5a/173dd8a228ddcbdfcfc46106193b17719a9e.pdf
8. Smith, C. E., Freeman, L. M., Rush, J. E., *et al*. (2007): Omega-3 fatty acids in boxer dogs with arrhythmogenic right ventricular cardiomyopathy. *J. Vet. Intern. Med*., 21(2): 265-273.
9. Bauer, J. E. (2011): Therapeutic use of fish oils in companion animals. *J. Am. Vet. Med. Assoc*., 239(11): 1441-1451.
10. 公正取引委員会・消費者庁．(2015)：ペットフードの表示に関する公正競争規約．http://www.pffta.org/pdf/kotorikiyaku0714.pdf
11. Association of American Feed Control Officials. (2016): AAFCO. Official publication, AAFCO, Illinois.
12. 清水いと世，舟場正幸，松井徹．(2017)：維持期におけるイヌ用手作り食レシピの栄養素含量調査．ペット栄養学会誌，20: 99-113.
13. Hand, M. S., Thatcher, C. D., Remillard, R. L., *et al*. (2001)：小動物の臨床栄養学，岩﨑利郎，辻本元監訳，第5版．pp. 17, 853-879．インターズー，東京．
14. 新井敏郎監修．(2017)：臨床のための小動物栄養学．pp. 62-65．ファームプレス，東京．
15. Kaczmarczyk, G., Koch, L., Mohnhaupt, R., *et al*. (1995): Cardiac baroreflex sensitivity and sodium excretion are reduced both by a deficit and an excess of dietary salt in the conscious dog. *J. Lab. Clin. Med*., 125(1): 120-126.
16. National Research Council. (2006): Nutrient requirements of dogs and cats., National Academy Press, Washington, DC.

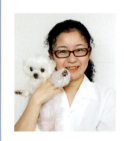

清水いと世 Shimizu, Itoyo
Rペット栄養クリニック
京都大学大学院農学研究科

犬猫の食事や栄養の問題に取り組んでいます．

特集2 4②

循環器疾患の栄養管理

循環器疾患のある患者のホームメード食およびサプリメントの利用：サプリメントの役割

工藤美保
Kudo, Miho

point
- 食事だけでは不足しがちな心血管系に必要な栄養素
- 心臓に有用な栄養素を供給するサプリメント
- 血管系に有用な栄養素を供給するサプリメント

はじめに

循環器に関わるサプリメントの役割として，心機能をサポートするものと，血管および循環をサポートするものに分けられる。そして成分から見ると栄養素としてのサプリメントと栄養素ではないサプリメントに分けられる。サプリメントは食事に追加して与えるものなので，通常の食事では摂取しにくい成分を与える目的と，有効と思われる成分を疾病時に強化する目的とがある。

本項では心機能をサポートするサプリメントと血管および循環をサポートするサプリメントに分けて，それぞれに役立つ成分や機能を紹介する。

循環器に関わる動物用サプリメント

まずは基本となる食事とその内容を補うサプリメントという点から話をはじめたい。ペットフードは食事として全身を維持するための栄養素を含み，特に心臓疾患を持つ犬・猫に対してはカルニチンの強化，タウリンの強化，ナトリウムの制限などが考慮された心臓ケア用療法食がある。そのため心臓疾患に配慮した療法食を食べている場合，栄養素としては十分な量を摂取していると考えられる。ただ，一般食を食べている場合，心臓に特に関わりの深い上記の栄養素をサプリメントなどで強化することで状態がよくなる可能性は考えられる。また，療法食を食べていても患者の消化吸収が悪い場合や食事量が少ない場合には消化されやすいサプリメントで栄養を補強することが有用なことがある。どのような疾患でも同様であるが，消化吸収が悪い場合，消化吸収のよい食事を与えることに加えて，腸内環境を整えて全身状態を整えることも考慮する必要がある。

心機能をサポートするサプリメントの役割

心機能に関わる栄養素としてタウリン，カルニチン，脂肪酸があげられる。心機能に直接関わり，猫では必須アミノ酸であるタウリンが欠乏することにより心筋症を起こすことは広く知られているため，ペットフードにおいては基準が設けられ，それが欠乏することはまれである。またタウリンは心

筋を保護することにより強心作用を持つことがわかっている。

カルニチンは脂肪酸を燃料としてエネルギーを発生させるため，エネルギー消費が多い骨格筋と心筋に多く存在している。

エイコサペンタエン酸（EPA）を含むω-3脂肪酸は，心筋虚血における電気生理的な保護作用により心臓突然死を抑制する可能性が示唆されている。

> **栄養素の役割**
>
> **・カルニチン**
> エネルギー産生において重要な役割を果たしている。カルニチンは長鎖脂肪酸をミトコンドリア内に運搬し，酸化（燃焼）させることでエネルギーを産生している。さらにカルニチンは，生成された有毒な物質をミトコンドリアの外に運びだし，蓄積を防いでいる。こういった重要な役割を担っていることから，カルニチンは骨格筋や心筋に多く存在し，脂肪酸を燃料として利用している
>
> **・タウリン**
> 心臓には，体の中で最も多くのタウリンが含まれている。また血圧の上昇に関与するカテコールアミンの放出を抑制することにより血圧が低下することが明らかになった。タウリンが強心剤のジギタリスの効果を強めることから，心臓とタウリンの研究が始まった。結果として，タウリンは心臓の筋肉，すなわち，心筋を保護することにより強心作用を示すことが分かった。心筋細胞は，カルシウム量により厳密に調節されており，過剰のカルシウムが流入すると心筋細胞は死んでしまう（カルシウムパラドックス）。タウリンは，このカルシウムの流入などに対して抑制的に作用する。例えば，動脈硬化などで血管がつまり，血流量が不規則になるとカルシウムパラドックスが起こり，心臓が障害を受けるが，タウリンはこれを防御するように働く。
>
> 文献1より引用・改変
>
> **・ω-脂肪酸**
> EPAなどのω-3脂肪酸は心臓の再分極に影響を及ぼすことが示唆されており，抗不整脈効果を発揮する可能性が報告されている。多価不飽和脂肪酸は心筋Naチャネルを調節することが認められており，ヒトでEPA/AA比が低値の20歳以上の対象者においては，失神発作のリスクが上昇する可能性が考えられている。
>
> 文献2より引用・改変

このような心機能に関わる栄養素以外に，心筋に関わる抗酸化や神経伝達に関わるサプリメント（ピクノジェノール，コエンザイムQ10，非加熱の脂肪酸サプリメント）がある。これらの成分は食事に含まれることがないか，あるいはペットフードに添加することも困難なものもある。心臓は非常に多くのエネルギーを消費する筋肉であるため，これらのサプリメントはエネルギー産生のサポートにも役立つ。また，ヒトの循環器の分野では，動脈硬化の進行，心臓における虚血および再灌流障害，心筋炎，心不全に酸化ストレスが関与することが明らかになってきている。

特に心筋炎では，ウイルス性，薬剤性，自己免疫性にかかわらず酸化ストレスが組織障害の重要な部分を占めることが明らかとなっている。心不全は心筋障害の最終段階とも考えられ，あらゆる心疾患の増悪段階で認められるが，心不全への進展にも酸化ストレスが関与している。

ヒトの循環器疾患は，虚血性疾患である心筋梗塞，心筋症，狭心症，不整脈および高血圧が高頻度である。生活習慣病やストレスが原因であることも多いため，血管を硬化させない，心臓の電位を整えることが重要になってくる。

一方，犬では僧帽弁閉鎖不全症，猫では心筋症が主な問題であるため，心疾患に対する管理がヒトとは異なるところも多い。ただ，ヒトにおいて心臓によいとされている成分が動物の循環器においてもよいと考えられていたり，エビデンスも散見されるため，各社に確認されることをお勧めする。

血管および血流に関わるサプリメントの役割

心機能の低下を補助するために血流を改善し，心臓の負担を減らすことも重要である。血流が改善することで心臓や血管への負担が減り，末梢血管の循環も良化し，末梢への栄養や酸素供給がスムーズに行われることになる。また心筋症などで問題になる血栓症への対応も重要なことから，犬・猫において"血液サラサラ"の一助として役立つものとして血小板凝集抑制やフィブリン溶解などをサポートするサプリメントがある。そのような役割が期待されるサプリメントとしてω-3脂肪酸やルンブルクスルベルス（赤ミミズ），フランス海岸松樹皮が犬・猫用に販売されている。常に全身の血流にも着目して管理していくことは心臓の負担と症状の軽減に役立つと考えられる。

血液をサラサラにする一助として食事内容も重要である。

表 主に動物病院向けに販売されているサプリメント

製品名	会社名	心機能関連(心機能補助,抗酸化,神経伝達)	循環関連(血管・血流)
PEハートテクト	ペティエンスメディカル	松樹皮エキス末,コエンザイムQ10,L-カルニチンフマル酸塩,イチョウ葉エキス末,タウリン,ビタミンE含有植物油。心筋保護・血管保護・抗酸化など多様な視点から心臓の健康維持をサポート	
ハートアクト	日本全薬工業	心臓のエネルギー産生の源となる「コエンザイムQ10」,血液の流れの健康をサポートする「EPA」「DHA」,水蛭に含まれるヒルディン,ミミズに含まれるミミズ繊維素溶解酵素(EFE)を配合し,心臓・血流の健康維持をサポート	
アンチノール	V and P	91種に及ぶ非加熱の脂肪酸(PCSO-524)を含む。抗炎症脂質の特許を持ち,炎症からくる細胞への酸化ストレスを軽減することにより抗酸化を期待できる。DHAによる血小板凝集抑制により血液サラサラをサポート	
アシストハートQ10	あすかアニマルヘルス	補酵素コエンザイムQ10は抗酸化作用とエネルギー産生作用を持ち,細胞の活性化・老化防止が期待される	
パンフェノン	スケアクロウ		血管を強化する働きのある抗酸化力の高いピクノジェノール(フランス海岸松樹皮抽出物)と滋養強壮の働きのある微量必須ミネラルを含む発酵ゴマ抽出物
ミミトールS	スケアクロウ		ミミズ乾燥末(HLP末)。新たな特許製法によりミミズのタンパク分解酵素パワーが従来の約3倍に。タンパク分解作用のある麹酵素を配合
ルンワン粒	メニワン		ルンブルクスルベルス末Ⅱ:血栓の本体であるフィブリンだけを溶かすルンブロキナーゼを含む。血栓溶解酵素の力で血栓を溶かし血行を改善

＊記載内容は各社のサイトやリーフレットなどから転載・改編

融点の低い飽和脂肪酸(牛・豚などの油脂)が少ない食事を食べることがヒトでは重要であるが,体温37℃程度のヒトで問題となる融点の低い飽和脂肪酸でも,体温が38℃以上ある犬・猫の体内では飽和脂肪酸は固まらず液体のままであると考えられるので,この点の懸念はヒトより少ないと考えられる。ただ,飽和脂肪酸をとりすぎると,血液中のLDLコレステロール(いわゆる悪玉コレステロール)が増加し,動脈硬化性疾患,特に心筋梗塞のリスクが増加することがヒトで予想されているので,犬・猫においても留意が必要と考えられる。この意味でも高脂血症の管理は全身状態をよくする上で重要である。

サプリメントの役割

フランス海岸松樹皮(ピクノジェノール®)

フランス海岸松樹皮から抽出したプロアントシアニジンを主成分とする食品抽出物。作用としては抗酸化作用,抗炎症作用,末梢血管拡張作用,血小板凝集阻止,そのほか多くの作用がある。

文献3より引用・改変

ルンブルクスルベルス

欧米原産の赤ミミズの学名で,乾燥粉末化させたミミズ乾燥粉末が販売されている。ルンブルクスルベルスから抽出された酵素,ルンブロキナーゼが血栓溶解に優れているとされている。韓国では,ルンブロキナーゼを血栓溶解剤として認可しており,病院でも処方されている。

文献4より引用・改変

コエンザイムQ10

コエンザイムQ10(CoQ10)は,細胞が適切に機能するために必要な抗酸化物質。CoQ10は植物,細菌,動物およびヒトが保有している。細胞は成長や健康の維持に必要なエネルギーの産生にCoQ10を利用する。CoQ10含有量が最も高いのは,心臓,肝臓,腎臓および膵臓。CoQ10濃度は加齢に伴い減少する。日本においてコエンザイムQ10は,「うっ

血性心不全」の治療薬として医薬品の認可を受けている

文献1より引用・改変

ω-3脂肪酸

DHA（ドコサヘキサエン酸）およびEPA（エイコサペンタエン酸）の生理作用については多くの実験において確かめられており，DHA・EPAの血栓予防作用，及び（LDL）コレステロール低下作用については，無作為化比較対照試験や二重盲検法による臨床試験が多く行われてきており，有効性が示唆されている。医薬品となっている「エパデール」「ロトリガ」についてはヒトでの試験で有効性が示されている。「動脈の弾力性保持作用」「血清脂質改善作用」「血小板凝集抑制作用」などについては基本的に期待される効果が得られると考えてよいだろう。

参考文献

1. 厚生労働省「統合医療」情報発信サイト；www.ejim.ncgg.go.jp/pro/overseas/c03/02.html，www.ejim.ncgg.go.jp/pro/overseas/c03/10.html
2. 2013-2015年　東京女子医科大学、科学研究助成事業研究成果報告書
3. 日本補完代替医療学会抄録集データベース；http://www.jcam-net.jp/data/
4. 日本食品機能研究会サイト；http://www.jafra.gr.jp/index1.html

参照文献

1. 高脂血症 — 日本臨床内科医会；http://www.japha.jp/doc/byoki/020.pdf
2. National Center for Complementary and Integrative Health; 7 Things To Know About Omega-3 Fatty Acids., https://nccih.nih.gov/health/tips/omega（日本語訳：がん医療情報リファレンス；www.cancerit.jp/36975.html）
3. 国立健康・栄養研究所　健康食品の素材安全データベース；www.nibiohn.go.jp/eiken/
4. 近藤和雄，佐竹元吉（2014）：サプリメント・機能性食品の科学．日刊工業新聞社，東京．

まとめ

多くのサプリメントはヒトでの研究に由来するところも多いが，心疾患によいとされるサプリメントは基本となる食事と合わせて犬・猫でも有用と考えられる。また心疾患の多くは高齢になってから症状が悪化するものが多く，犬・猫の高齢期に有用なサプリメント（抗酸化，抗炎症および血流改善）は全身状態をサポートするため心臓，腎臓および呼吸器などの状態を整えるのに役立つと考えられる。心疾患の治療ステージにかかわらず，高齢期になったら身体の機能を早めにサポートする意味でも，適切な食事とサプリメントを上手く取り入れてQOLの向上を図っていただければよいと思う。

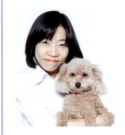

工藤美保 Kudo, Miho
株式会社V and P, CEO

体の機能を最大限に生かすための基本として，栄養，サプリメント，代替療法に興味をもち色々と学んでいます。臨床経験後，臨床栄養学と療法食の分野に22年間携わり，現在はアンチノールを販売しております。獣医業界に役立つことをするのが生きがいです。

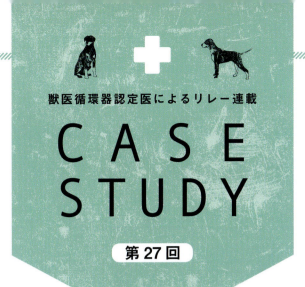

獣医循環器認定医によるリレー連載

CASE STUDY
第 27 回

心原性肺水腫および胸水貯留の末梢循環不全を併発した肥大型心筋症の猫の 1 例

望月庸平
Mochizuki, Yohei

岡山理科大学 獣医学部
認定医 No.16015

はじめに

　小動物臨床において，急性心不全を呈した症例，特に左心不全による心原性肺水腫を生じた症例に遭遇する機会は比較的多い。しかし，一口に「急性心不全」や「急性心原性肺水腫」といってもその病態は様々であり，原因疾患やその病期など，患者の状態に応じた適切な治療が必要となる。特に単純なうっ血だけではなく，心拍出量低下による末梢循環の悪化を合併した症例は死亡率が高いことが知られており，治療に難渋することが多い[1]。従って急性心不全症例では，呼吸の安定を計った後に，身体検査などを介して末梢循環の状態を評価することが重要であると考えられる。

　今回，急性心不全による肺水腫や胸水貯留に末梢循環不全を併発したことで治療に苦慮した肥大型心筋症の猫に遭遇したため，その概要を報告する。

症例

動物
　アメリカン・ショートヘアー，去勢雄，5 歳齢，体重 4.0kg

主訴
　当院を受診する前日に，呼吸促迫を主訴にホームドクターを受診し，身体検査にて肢端の冷感を，胸部 X 線検査にて肺野の不透過性亢進を指摘された。検査結果から肺水腫と動脈血栓塞栓症を疑診し，ベナゼプリル（約 0.2mg/kg SID），フロセミド（約 2.0mg/kg BID），およびクロピドグレル（18.75mg/頭 SID）の内服による治療を開始し，心臓の精査と治療を目的に当院を紹介され，翌日来院した。

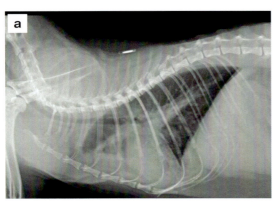
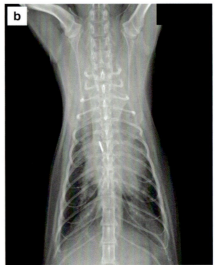

図1 第1病日における胸部X線検査画像（a：側方像，b：背腹像）
肺血管の拡張と肺門部周囲の不透過性亢進を認めた。心陰影は不明瞭であり，葉間裂陰影の明瞭化などから胸水貯留が示唆された。

各種検査所見

身体検査

体重4.0kg，体温37.8℃，心拍数220回/分，および呼吸数78回/分であり，努力性呼吸を認めた。明瞭な心雑音は聴取されなかった。口腔粘膜は乾燥しており，可視粘膜の色調は白色で，毛細血管再充満時間（CRT）は約3秒と延長していた。意識は昏迷しており，四肢冷感を認めた。両側の大腿動脈の拍動は微弱ながらも触知可能であった。

X線検査

心陰影はやや不鮮明であり，左房領域の拡大を認めた。肺血管陰影の拡張，肺門部周辺のX線不透過性亢進を認めた。また，葉間裂陰影が明瞭となっており，胸水の貯留が示唆された（**図1**）。

心エコー図検査

胸水の貯留，狭小化した左室内腔と左室自由壁の肥厚（拡張末期左室自由壁厚 8.8mm，**図2a**）および左房の拡大（左房大動脈基部径比 16.0 / 8.1 mm = 2.0，**図2b**）を認めた。左心房内にはモヤモヤエコー像や血栓を疑う構造は認められなかった（**図2c**）。

その他の検査

血液検査では，BUNおよびクレアチニンの上昇を認めた（**表**）。ドプラ法による血圧計測を実施したが，脈波が微弱であったため計測できなかった。

評価

以上の検査結果から，本症例をうっ血性心不全による胸水貯留と肺水腫に循環血流量減少による低循環性ショックを併発している（Nohria-Stevenson分類 Risk Profile C）と評価した[1]。

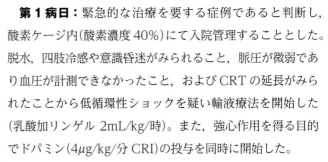 治療・経過

第1病日： 緊急的な治療を要する症例であると判断し，酸素ケージ内（酸素濃度40%）にて入院管理することとした。脱水，四肢冷感や意識昏迷がみられること，脈圧が微弱であり血圧が計測できなかったこと，およびCRTの延長がみられたことから低循環性ショックを疑い輸液療法を開始した（乳酸加リンゲル 2mL/kg/時）。また，強心作用を得る目的でドパミン（4μg/kg/分 CRI）の投与を同時に開始した。

第2病日： 意識レベルは正常に回復し，酸素ケージ内で動き回るようになり，排尿も確認された。可視粘膜は淡桃色に改善し，四肢末端の冷感も解消された。血液検査ではBUN，Creの低下が認められた（**表**）。しかし，努力性呼吸は持続しており，呼吸数は72～80回/分であった。胸部X線検査では，心陰影の不鮮明化が増強し，肺後葉の血管周囲

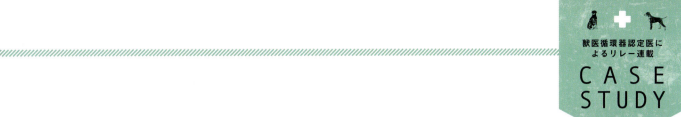

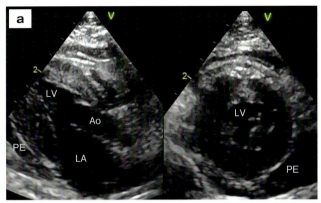

図2a：左室長軸断面像・左室短軸断面像。左室長軸断面像(a)では，心室中隔と比較して壁厚の増加した左室自由壁と拡大した左心房が観察された。左室短軸断面像(b)でも同様に左室自由壁の壁厚増加が認められ，心内膜の不整や部分的にエコーレベルの高い領域も観察された。また，どちらの断層像においても胸水の貯留が認められた。
Ao：大動脈，PE：胸水，LA：左房，LV：左室

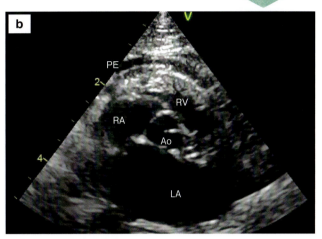

図2b：心基部短軸断面像。左心耳を含めた左房の拡大を認めた。左房径16.0mm，大動脈基部径8.1mm
Ao：大動脈，LA：左房，PE：胸水，RA：右房，RV：右室

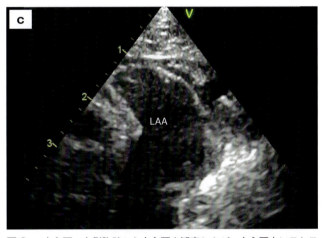

図2c：左心耳。左側胸壁から左心耳を観察したが，左心耳内にモヤモヤエコー像や血栓などを疑う構造は認められなかった。
LAA：左心耳

図2 第1病日における心エコー図像

にX線不透過性の亢進を認めたことから，胸水貯留量の増加や肺水腫の増悪が示唆された（**図3**）。第1病日からの治療により循環血流量が改善しショック状態は脱したと判断し，陽性変力作用による左室拡張性の改善と後負荷軽減を目的として，前日までの治療に加えてドブタミン（5μg/kg/min CRI）の投与を開始した。

第3病日： 以後の胸部X線検査では，胸水貯留量の減少が認められたため，酸素ケージ内の酸素濃度を30％に減量した（**図4**）。

第4病日： 以後，呼吸数は40回/分程度まで減少し，食欲の改善も認められた。

第6病日： 内服薬の服用が可能となったため，輸液やドパミン・ドブタミンの投与は漸減・休薬し，これまで服用していたベナゼプリル（約0.2mg/kg SID）およびクロピドグレル（18.75mg/cat SID）の内服を再開し，ピモベンダン（1.25mg/頭 BID）の内服を追加した。また，同日よりルームエアー（酸素濃度21％）での管理に切り替えた。

第7病日： 内服への切り替え，酸素ケージからの離脱後も呼吸状態は安定（呼吸数 約20回/分）し，胸部X線検査でも肺水腫を疑う所見や胸水の貯留はほぼ消失していた（**図5**）。そのため，同日当院を退院し在宅治療へと切り替えた。

第14病日： 再診時での飼い主の話では自宅での呼吸状

表　症例の血液検査結果

当院来院の前日にホームドクターにて実施した血液検査結果と比較すると，第1病日の血液検査結果ではPCV，TP，BUN，およびCreの上昇が認められた。

	ホームドクター	第1病日	第2病日	第7病日
RBC (×10⁶/μL)	7.89			7.38
Hb (g/dL)	11.3			10
WBC (/μL)	3600			7300
PLT (×10³/μL)	72			256
PCV (%)	35	40	37	33
TP (g/dL)	6.2	6.8	5.8	7.2
BUN (mg/dL)	38.1	83.1	35.6	11.1
Cre (mg/dL)	1.6	2.1	1.3	1.2
ALT (U/L)	43	50		
AST (U/L)	45	51		
ALP (U/L)	70	92		
ALB (g/dL)	2.9	2.8		
Glu (mg/dL)	123	70		
IP (mg/dL)	4.9	5.4		
Ca (mg/dL)	10.6	9.7		
CPK (U/L)	620	1015		
T-Bil (mg/dL)	0.1	0.1		
Na (mEq/L)	151	146	149	154
K (mEq/L)	3.9	3.8	3.6	4.0
Cl (mEq/L)	112	110	112	118

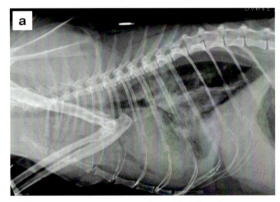
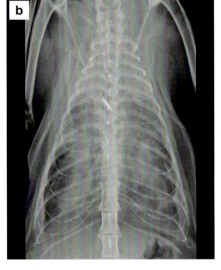

図3　第2病日における胸部X線検査画像
肺葉は明らかに分離して観察され，第1病日と比較して胸水の増量が示唆された。また，肺門部から肺後葉血管周囲にかけてX線不透過性の亢進が認められた。

態は安定しており，活動性も良好であった。しかし，胸部X線検査で肺血管陰影の拡張が認められた（**図6**）ことから，フロセミド（約0.5mg/kg SID）の投与を開始した。また，同日の心エコー図検査でも左室自由壁の肥厚や拡張障害に伴う左房拡大が認められたことから，本症例を肥大型心筋症と臨床診断した。

その後，肺野の状態に応じてフロセミドの投与量調節は行なっているが，高窒素血症を再発することもなく，呼吸状態も安定した状態を1年以上維持している。飼い主の話では，入院前より元気になったとのことである。

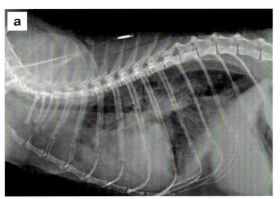
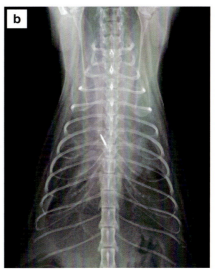

図4　第3病日における胸部X線検査画像
第2病日と比較して，心陰影はやや明瞭となり，肺後葉のX線不透過性は改善していた。

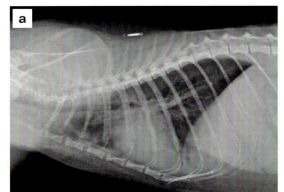
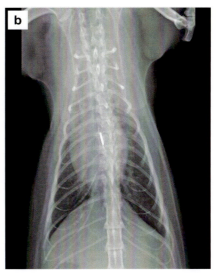

図5　第7病日（退院日）における胸部X線検査画像
退院時には，肺野のX線不透過性亢進や胸水貯留を示唆する所見は認められなかった。

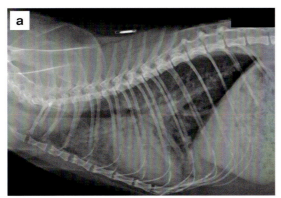
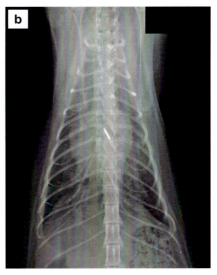

図6　第14病日（再診時）における胸部X線検査画像
第7病日（退院時）と比較して肺血管の拡張や，軽度の肺門部X線不透過性亢進を認めた。

考察

本症例では，初診時に低循環性ショックを生じていたものと考えられた。以前は，急性心原性肺水腫の病態の主幹は「心機能低下により引き起こされた腎血流の低下や神経液性因子などの亢進が水分やナトリウムの過剰な貯留を生じること」とこれによるうっ血の悪化であると考えられていた。しかし，体液の過剰貯留は病態の一形態(水分貯留型 fluid accumulation)であり，末梢血管が収縮することにより生じる，末梢から肺循環への水の分布異常(水分再配分型 fluid redistribution)によっても肺水腫が引き起こされることが，近年知られるようになっている[2-4]。また，医学においては，慢性心不全の急性増悪期には水分貯留型が，左室駆出率が保たれた心不全では水分再配分型が比較的多いことが報告されている[4]。本症例は肥大型心筋症による拡張不全が急性肺水腫の原因であり後者に該当する。肺水腫を発症した直後の状況を詳細には把握できていないが，おそらくは水分再配分型の肺水腫であったと考えられる。そのため，末梢循環から肺循環へと水分の再分布が生じた状態に，利尿薬による循環血液量減少が加わったことで低循環性ショックを発症した可能性が考えられた。

著者は，血圧低下に対する処置として，循環血流量の増加，左室からの前方拍出量増加を目的として，初期治療に晶質液輸液と中用量のドパミンを用いた。ドパミンは用量依存性の末梢血管抵抗増加を生じるのに対して，同じ陽性変力作用を有するカテコールアミンの一種であるドブタミンでは末梢血管抵抗は用量依存性に減少することが知られている[5]。本症例では心拍出量低下が示唆されており，さらなる末梢血管抵抗の減少は不可逆的なショックへと移行する危険性があると考えたためドパミンを選択した。しかし，本症例は第2病日に胸水貯留量の増加や肺水腫の増悪を生じており，後負荷と心拍出量のミスマッチを生じたものと考えられた。そのため，第2病日にドブタミンを追加し後負荷を軽減させたことにより，うっ血が改善したものと考えられた。

本症例では，急性期治療離脱後1週間が経過した時点での胸部X線検査において肺血管陰影の拡張が認められたため，フロセミドの服用を低用量(0.5mg/kg SID)から開始した。肺水腫や胸水貯留などの明らかなうっ血は認められなかったが，わずかに体重が増加しており慢性経過における水分貯留の徴候である可能性が考えられたこと，急性心不全を再発することによる生命リスクや経済的負担，飼い主の希望などを考慮し先制的に治療を追加した。

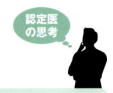

認定医の思考

全身の循環血流量の不足

一般的な急性心不全では，血管拡張による後負荷軽減や利尿薬による前負荷軽減が治療の中心である。しかし，本症例のように末梢循環不全を生じている症例の一部には，肺循環にうっ血を生じていても，全身の循環血流量が不足している症例が存在している可能性が考えられる。このような症例に対して利尿薬により循環血流量を減じると，低循環性ショックの悪化やそれによる致死的状況を招く危険性がある。急性心原性肺水腫を単一の病態と捉えず，個々の状況に合わせた治療選択が必要であると考える。

おわりに

本症例は，著者が急性心不全症例の初期評価を行う際の身体検査所見の重要性を再認識した症例である。急性心不全症例に限らず，四肢や耳介などに触れ，可視粘膜や毛細血管再充満時間を評価することで，簡易的ではあるが末梢循環の低下した高リスク症例を検出することができる。評価に要する時間は一分に満たないが，これらの評価は症例の治療方法や予後を左右しかねない重要な情報をもたらす可能性がある。多くの先生方にとっては今更という話かもしれないが，これから循環器疾患を学んでいく獣医学生や若手の先生，循環器疾患に苦手意識を持つ先生に，急性心不全症例への「身体検査を含めた初期評価の重要性」を再認識していただくきっかけになれば幸いである。

参考文献

1. Nohria, A., Tsang, S. W., Fang, J. C., et al. (2003): Clinical assessment identifies hemodynamic profiles that predict outcomes in patients admitted with heart failure. *J. Am. Coll. Cardiol.* 41(10):1797-804
2. Cotter, G., Felker, M., Adams, K. F., et al. (2006): The pathophysiology of acute heart failure – Is it about fluid accumulation? *Am. Heart J.*, 155(1):9-18.
3. Ford, L. E. (2010): Acute hypertensive pulmonary edema: a new paradigm.

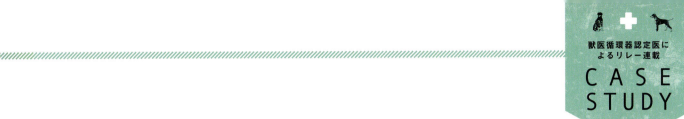

Can. J. Physiol. Parmacol., 88(1):9-13.
4. Cotter, G., Metra, M., Milo-Cotter, O., *et al.* (2008): Fluid overload in acute heart failure - Re-distribution and other mechanisms beyond fluid accumulation. *Eur. J. Heart Fail.*, 10(2):165-169.
5. Rosati, M., Dyson, D.H., Sinclair, M.D., *et al.* (2007): Response of hypotensive dogs to dopamine hydrochloride and dobutamine hydrochloride during deep isoflurane anesthesia. *Am. J. Vet. Res.*, 68(5):483-494.

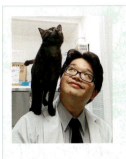

望月庸平 Mochizuki, Yohei
岡山理科大学 獣医学部

早いもので愛媛に引っ越してきて1年が経とうとしています。今治は魚介類，焼き鳥，日本酒が美味しく，体重と血圧が上昇気味です。
本誌の休刊にあたり，監修をご担当くださった先生方，これまで拙い文章を校正，編集していただきました編集部の方々，また原稿執筆にあたり色々と手伝っていただいた皆さまにこの場をお借りして感謝申し上げます。

編集委員からのコメント

　猫では心筋症による心不全として左室拡張不全が多く，肺水腫や胸水を呈して呼吸促迫となって来院することはしばしばある。また，左室拡張不全の猫では血栓塞栓症によって塞栓部位から下流の肢端への血流が減少して冷感が認められることがあるが，この症例のように血栓塞栓症以外の原因で末梢循環不全に陥ることはまれである。猫の左室拡張不全の病態では可視粘膜のCRT延長を生じることは通常はなく，末梢循環不全を合併した左室拡張不全による肺水腫を治療する機会は少ない。左室拡張不全による肺水腫では血管拡張薬とループ利尿薬を使用するが，低循環性ショックを併発している病態では，血管拡張薬とループ利尿薬による治療では末梢循環不全を悪化させる可能性があるため，脱水や低血圧に注意しながら輸液量を調整して強心薬を併用することになる。この症例のように左室拡張不全であるにもかかわらず末梢循環障害が生じている場合もあるため，一つの病態だけにとらわれずに循環器診療を行う必要がある。

岩永孝治（東京動物心臓センター）

いまさらですが、心電図を。

監修＆心電図提供　福島隆治 Fukushima, Ryuji　東京農工大学農学部附属動物医療センター　著　狸太郎（ライター）

第15回（最終回）　STとTがヘン！

諸君，われわれはついに心電図ダンジョンの最奥（さいおう）に達したのである！
最奥に待ち受けるものは何か。
古（いにしえ）の秘宝か絶世の美女か，不老不死の魔法の秘薬か。
それともわれらが心の臓を瞬時に停止させる猛毒か。
最終回もすべからくお見逃しなく！

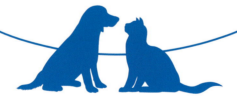

最終号ですと!?

楽しかった連載も今回が最終回である。心電図波形の最後のチェックポイントとして，ST部分やT波がヘンになる話と，その脱線話と，QT延長症候群を軽やかに解説したところでひょろひょろといなくなろうと思っていた狸であるが，本誌自体も最終号であるらしい。餞（はなむけ）ににぎやかなことを執筆すべきところを恐縮であるが，狸は狸なのである。初志貫徹で参る。

ST部分ってどこ？　QTって何？

ST部分とは，QRS群の終わりからT波が始まるまでのフラットなところのみを指す（**図1**）。S波もT波も含めないのだ。ここは，見た目には静寂っぽいが，実は心室全体に脱分極が行き渡って絶賛興奮中なのである。心筋細胞は，脱分極によって細胞内外の電位が逆転してからしばらくその状態が続き，再分極が遅れて起こる。これは再分極に関わるカリウムチャネルが通常の神経細胞よりも開放が遅いためであり，

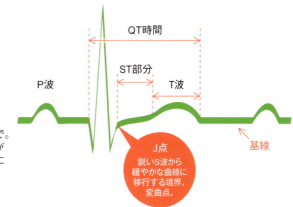

図1 ST部分・T波・QT間隔
ST部分とは，QRS群の終わり（J点）からT波の始まりまで。QT間隔は，QRS群の始まりからT波の終わりまで。J点が基線（T波とP波の間）よりもどのくらい上下しているかによってST部分の上昇・低下が判断される。

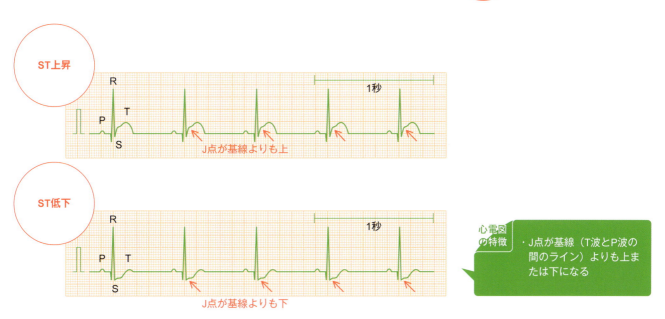

図2 ST上昇・ST低下
J点が基線よりもだいぶ上にあったらST上昇，だいぶ下にあったらST低下と判断する。

この期間はご存じプラトー相とよばれている。

ST部分に続いて，**T波**がある。T波は心室の再分極期間に相当する。T波が終わって心筋細胞がまた分極の状態になると，次の電気刺激を受容して脱分極できるようになる。

QT間隔は，さらに大きな期間を指し，QRS群の始まりからT波の終わりまでである。心室が脱分極してから再分極が終わるまでの，いわば心室の脱分極から再分極までの期間全体を指すのだ。

ならば心室疾患でヘンに？

ST部分やT波は，心室に器質的な異常が生じたときにももちろんヘンになるが，心筋細胞の興奮過程に影響を及ぼすような，たとえばカルシウムやカリウムなどの電解質異常によってもヘンになる。まずは順番に，ST部分がどのように変化しうるか，またその原因について考えてみよう。

STの上下は判断しにくい…

ST部分には，上昇と低下の2種類の異常が起こりうる（**図2**）。心電図上で，何をもって上昇・低下と断言するかというと，これまた2つの定義に基づいている。1つ目は「J点」である。J点とは，QRS群の波形の終了点のことで，次のT波に移行するつなぎ目（junction），曲線の変曲点である。こ

第15回　STとTがヘン！

表1 ST部分・T波・QT間隔の基準値（文献1，2より引用・改変）
正常でも基準値をはずれる場合があるため，理想をいえばその個体の過去の心電図と比較して判断したほうがよい。

指標		犬	猫
ST部分の波高	上昇	≧ 0.2 mV	≧ 0.1 mV
	低下	≧ 0.15 mV	―
T波の波高 ※絶対的な基準はない		R波の振幅の25%以下	≧ 0.3 mV
QT間隔		0.15～0.25秒	0.12～0.18秒

のJ点が基線よりも上にあるか下にあるかによって，ST上昇またはST低下と判断するのである。2つ目の定義は，J点がどのくらいずれれば上昇・低下といえるのか，すなわち基準値である（**表1**）。J点の位置が基準値を超えている場合に，ST上昇・ST低下と判断する。

　ST部分のチェックでは，まずは6つの誘導のうちJ点が最もわかりやすい誘導をみつけ出し，そのJ点が上がっているか下がっているかを判断する。J点はすべての誘導で同じタイミングであるため，心電図記録紙を垂直方向に眺め，J点の位置がどの誘導でどのくらい上下しているのかを観察しよう。

どんなときに上昇・低下が

　ST上昇もST低下も，生理的に認められることがある。ただし，ヒトで絶対に見逃してはならないとされるのが心筋梗塞や心筋虚血によるST上昇である。医学の心電図学書を読むと，ST部分には比較的多くのページが割かれている。ヒトでは，心筋梗塞や狭心症（冠動脈が狭窄して心筋虚血・心筋低酸素を引き起こす疾患）は多くの患者を苦しませ，とくに救急医療分野で重要な疾患である。生理的上昇か病的上昇かは，心電図だけでなく問診や心エコー図などのさまざまな情報をもとに判断するが，胸痛と倒れるばかりが心筋梗塞の症状ではないらしい。なんとなくの悪心や不安感だとか，胸苦しさだとか，それらが数日間続くとか，およそ心筋梗塞のイメージとはほど遠い症状が前兆になっているケースもあるのだとか。

心筋低酸素なら動物にも

　人間の話が先になってしまったが，犬や猫でも心筋が虚血または低酸素症に陥る疾患は多い。**心筋炎，心膜炎，心膜液貯留**などの心疾患のみならず，心不全や肺血栓塞栓症などに伴う**全身的な低酸素症**も含まれる。それらのさらなる原因も含めれば，枝葉は大きい。正常でもSTの変化はみられるとはいえ，警戒しながら基礎疾患を探ったほうがよい。

　人為的な要因によってST部分が変化することもある。**全身麻酔中**にモニター心電図にSTの異常が現れたら，低酸素や低体温に陥っていないかを確認すべきである。また，ジゴキシンなどの長期投与で**ジギタリス中毒**になると，ST低下がみられる。

　付属的な変化として，心室肥大でも心電図波形にSTの上昇・低下が現れることがある。心室肥大の波形は前回（連載第14回・本誌27号）を参照してほしいが，この場合には大きなR波の反対側へとST部分が変位する。肥大が重度になったときに現れる変化とされている。

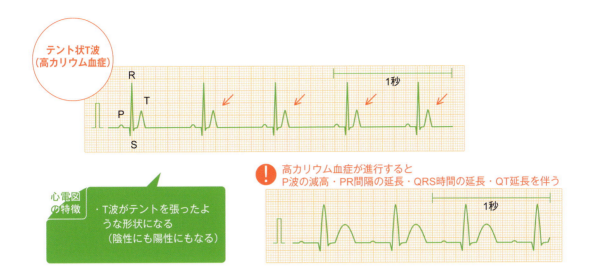

図3 テント状T波
T波がテントを張ったかのように左右対称形に増高し，幅がやや狭くなったものをテント状T波とよぶ。とくに高カリウム血症でみられる。

T波の異常は？

犬では，T波は正常でもさまざまな形状になる。陰性になったり陽性になったり，はたまた二相性になったり。基準値もぼんやりしたものでしかない。なかなかに難しいT波の判断であるが，形状で明らかに異常といえるのは「**テント状T波**」である（図3）。テントを張ったかのごとく，T波のてっぺんがつままれてピンと引っ張られたような形状のものを指す。

テント状T波を含め，T波の異常は電解質異常でみられる。カルシウムやカリウムの平衡異常により，心筋細胞内外の電荷や脱分極の閾値が変化し，再分極過程に異常が生じることが成因である。

高カリウム血症とか低カリウム血症とか

最も有名なのは，**高カリウム血症**によるテント状T波である。高カリウム血症では，さらに後述のQT間隔の延長を伴うことがある。反対に，低カリウム血症ではT波の平低化がみられ，QT間隔の延長を伴うことが多い。

先述のとおり，T波は再分極期間を表しており，再分極といえばちょっぴりのんびり屋さんのカリウムチャネルの開放によって起こる。高カリウム血症では細胞外のカリウム濃度が高い状態にあり，静止膜電位がやや高くなるが（0に近づく），心筋のカリウムチャネルは，膜電位が高くなるほど開放を急いでくれるのだ。そういう性格なのである。再分極が少し早めに始まってイオンの移動が短時間で一気に終わるため，T波が高く先鋭になる。

第15回　STとTがヘン！

表2　心電図に波形変化がみられる電解質平衡異常の原因と治療
治療方法はいずれも逆転のリスクを負うものであるため，電解質の血中濃度をチェックしながら正常範囲に維持されるように投与量・スピードを調節する。

電解質異常	原因	治療
高カリウム血症	・カリウム排出不全(腎不全，肝不全，尿路閉塞) ・カリウムの過剰摂取 ・ジギタリス中毒 ・クラッシュシンドローム	・カルシウム製剤の投与(ジギタリス中毒では禁忌) ・GI療法(グルコースとインスリンの同時投与) ・ループ利尿薬の投与 ・生理食塩液の投与
低カリウム血症	・摂取不足 ・過剰排出(腎不全，ループ利尿薬の投与) ・代謝性アシドーシス ・代謝性アルカローシス	・カリウム製剤の投与
高カルシウム血症	・悪性腫瘍(腫瘍随伴性高カルシウム血症) ・上皮小体機能亢進症 ・ビタミンD中毒	・輸液 ・ループ利尿薬の投与 ・グルココルチコイドの投与 ・ビスホスホネート製剤の投与 ・カルシトニンの投与 ・生理食塩液の投与
低カルシウム血症	・慢性腎不全　　・ビタミンD欠乏 ・膵炎　　　　　・低マグネシウム血症 ・上皮小体機能低下症　・低カリウム血症	・カルシウム製剤の投与

　翻って低カリウム血症の場合は，これとは逆のことが起こる。カリウムチャネルの開放が遅れるため，再分極も遅れ，時間がかかり，T波は遅めで平坦になる。

平衡異常を治さなくちゃ

　高カリウム血症や低カリウム血症の原因と治療の概略は**表2**にまとめた。詳細は獣医内科学書を参照してほしい。高カリウム血症の原因は，推理小説ではカリウムの過剰摂取がおなじみであるが，獣医療では腎不全，肝不全，尿路閉塞などによる排出障害のほうが身近である。また，1995年の阪神・淡路大震災以降に広く認識されるようになったのが，クラッシュシンドローム(挫滅症候群)に伴う高カリウム血症である。地震や倒壊などで身体の一部が建物・家具の下敷きになり，長時間経過後に救出されたときにみられる二次障害である。挫滅した組織およびその末梢において，細胞内からミオグロビンやカリウムが流出し，身体の救出時に圧迫が解除されることでそれらが一気に全身循環に乗り，腎障害および高カリウム血症が発生して，心停止から死亡に至る。

　低カリウム血症は，摂取不足や過剰排出によって生じる。腎不全に伴うカリウムの喪失が真っ先に思い浮かぶが，循環器科ではとくにループ利尿薬の副作用として思い出したい。

キューティーハニー！

　……もといQT間隔は，心拍数の影響を受けるが[A]，基準値はおおむね**表1**のとおりである。これが延長したり短縮したりする要因としては，電解質平衡異常があげられる。**低カルシウム血症や低カリウム血症ではQT間隔が延長し，高カルシウム血症や高カリウム血症では短縮**することが多い(**図4**)。低カルシウム血症や高カルシウム血症の原因と治療の概略は，**表2**にまとめた。

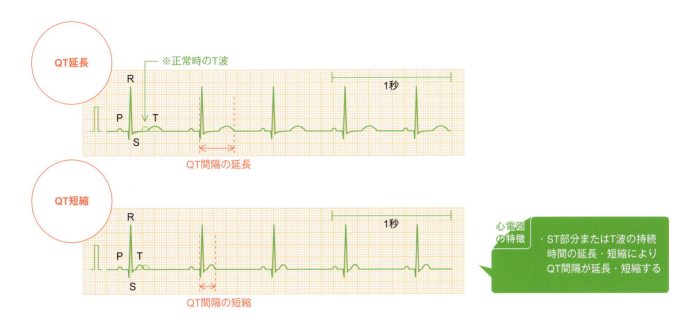

図4 QT間隔の延長・短縮
QT延長やQT短縮は、カルシウムやカリウムなどの電解質平衡異常でみられることが多い。

「さっき、高カリウム血症でQT延長がって言ってたじゃないの！悪い狸ね！」と叱られるのは、いわんや本望である。高カリウム血症では、初期は短縮、重度になると延長するとされている。しかも、電解質異常では単純に1種類の電解質のみが増えたり減ったりするわけではない。あちらが増えればこちらが減って、複数の電解質に影響が及ぶ。電解質の増減と心電図の異常は、一次元的には断言できないのだ。あるときは延長、あるときは短縮、しかしてその実体は、カリウムは増えてナトリウムが減ってカルシウムとマグネシウムは……などと呪文と言い訳が続くのだ！

薬も毒もハニーフラッシュ！

QT間隔を変化させうる薬物として、循環器科ではとくに**Ⅰa群やⅢ群の抗不整脈薬やジギタリス製剤**に注意したい。もともと、Ⅰa群はナトリウムチャネルとカリウムチャネルを、Ⅲ群はカリウムチャネルを阻害して心筋細胞の活動電位の持続時間を延長し、頻脈性不整脈を治療する薬物であり、QT間隔が延長して当然なのである。

ジギタリス製剤は、副作用として高カリウム血症を起こすことがある。それによって、心電図にQT間隔の短縮やテント状T波がみられる。ジギタリス製剤のコンセプトは、心筋細胞内のカルシウム濃度を高めることで収縮力を増そうというものであるが、実際の作用点はナトリウム・カリウムポンプである。これを阻害して細胞内ナトリウム濃度を高めることで、心筋細胞のナトリウム・カルシウム交換輸送チャネルもストップさせ、細胞内カルシウム濃度を高めているの

A 心拍数が上がってRR間隔が短くなると、QT間隔も短くなる。逆もまた然り。そのため、QT間隔を心拍数で補正した値を用いようという考え方がある。自動心電計などでは、補正された値はQTc（修正QT間隔）として表示されるが、補正式にはさまざまなものが提案されており、機器によって採用する式は異なる。

第15回　STとTがヘン！

おしえて！福島先生
福島先生はどのようなきっかけで循環器の専門家を目指したのですか？

　本連載も今回をもって終了となります。日本の獣医師が心電図(学)を自主的に学ぶには，欧米の著者が執筆した成書か，あるいはヒトの医療の成書を読むことにほぼ限られていたと思います。これまで，本連載のように機序からわかりやすく(ユニークに)記載されたものはなかったように思います。この功績は狸太郎氏の血と汗と何かによるものであり，頭が下がります。ありがとうございます。

　私事ですが，心電図(不整脈治療法を含む)は学生時代には非常に難解でとっつきにくく，いわば苦手分野でした。それが，卒業後に廣瀬 昶先生と故・内野富弥先生という動物の心電図学をリードする両巨頭から，直接に心電図について教えをいただいたのがとても大きな経験になりました。現在，日本の獣医循環器学分野では，検査といえば心エコー検査はなくてはならないものになっています。そのなかにおいて私は，診療現場に絶対的に必要である心電図検査(心電図学ならびに不整脈治療)を皆様に伝えていきたいと思います。今後は，後継を育成することも考えています。

である。なぜ高カリウム血症が起こるのかというと，作用点のナトリウム・カリウムポンプの阻害により，細胞外カリウム濃度が上昇するからである。

　なお，ジギタリス中毒で高カリウム血症がみられた場合には，カルシウム製剤の投与は禁忌である。細胞内カルシウム濃度が高いところに，さらに外部からカルシウムを投与すると，細胞内カルシウム濃度が上昇しすぎてこれまた致死性不整脈を招いてしまうのである。

延長したらダメなの？

　臨床的な意義としては，QT延長はよほど重要である。QT間隔が延長しすぎると，ある致死性不整脈のリスクが高まるとされている。実際にみることはあまりないかもしれないが，**心室頻拍が生じたときにQT延長が重なると，R on T現象**が生じやすく，torsade de pointes に移行しやすいのだ。torsade de pointes は，さらに心室細動に移行して突然死を招くことがある(連載第13回・本誌26号を参照)。そのため，畏怖をこめて「**QT延長症候群**」とよばれたりする。なんにせよ，前述の薬物は注意して投与するに越したことはない。古今東西，カリウムやカルシウムや愛情は多すぎても少なすぎても問題を招くようである。

まとめ

- **ST部分**
  - QRS群の終わりからT波の始まりまで
  - J点を目印にする
  - 心筋梗塞や心筋低酸素で上昇・低下がみられる
- **T波**
  - 高カリウム血症でテント状T波がみられる
- **QT間隔**
  - QRS群の始まりからT波の終わりまで
  - 心室頻拍にQT延長が重なるとtorsade de pointesが起こりやすい(QT延長症候群)

　最終回は不整脈や心電図よりも電解質や人間の話になったけれども，ST部分やT波ではそれらが話題の中心になるのだからしかたない。さて，おいとまの前に，第1回の最初に示した心電図のチェックの順番を**図5**にもう一度示そう。

今回解説した波形・不整脈

今回登場したのは ST 部分や T 波がヘンな異常心電図。

(○ 低, △ 中, × 高)

異常波形・不整脈	定義	原因・機序	重症度
ST 上昇 ST 低下	(表1 を参照)	心筋梗塞，心筋虚血，心筋炎，心膜炎，心膜液貯留，全身麻酔，低体温症，低酸素症，ジギタリス中毒（ST 低下）　など	△〜×
テント状 T 波	T 波がテントのように波高を増して鋭角になる	高カリウム血症	×
QT 間隔の延長	(表1 を参照)	低カルシウム血症，低カリウム血症，高カリウム血症（重度），抗不整脈薬（Ⅰa 群・Ⅲ群）　など	△〜×
QT 間隔の短縮	(表1 を参照)	高カルシウム血症，高カリウム血症（初期），ジギタリス中毒　など	○〜△

心電図に慣れないうちは，焦らず順番に波形を観察し，おかしなところを見逃さないようにすることが大切である。この連載がわずかでも皆様のお役に立てたなら，はなはだ幸いなのである。

　結びに——天文学的規模の慈愛をもって本連載をご監修くださった福島隆治先生，また寛大と諦観をもって執筆の機会を与えてくださった現編集長の坪井保行様ならびに前編集長の須藤 孝様，そして毎度ご笑納くださった読者の皆様に，心より御礼申し上げます。

- ☐ 1　リズム
- ☐ 2　テンポ（心拍数・RR 間隔）
- ☐ 3　P 波の有無と形状
- ☐ 4　PR 間隔
- ☐ 5　QRS 群の有無と形状
- ☐ 6　ST 部分・T 波の有無と形状
- ☐ 7　QT 間隔

図5 心電図のチェックの順番

参考文献

1. Tilley, L.P., Smith, W.K. (2008)：Electrocardiography. In：Manual of Canine and Feline Cardiology. 4th ed., Tilley, L.P., Smith, W.K., Oyama, M.A., et al. eds., Saunders Elsevier, St. Louis.
2. Santilli, R., Moïse, N.S., Pariaut, R., et al. (2018)：Electrocardiography of the dog and cat 2nd edition. Diagnosis of arrhythmias, Edra S.p.A., Milano.
3. 日本獣医循環器学会（2014）：犬と猫の心臓病学 —獣医循環器認定医プログラム 上巻．日本獣医循環器学会，東京．
4. Oyama, M.A., Kraus, M.S., Gelzer, A.R. (2016)：犬と猫の ECG トレーニングブック．インターズー，東京．
5. 岡田保紀（2014）：心電図のこころ 最新心電図標準テキスト．第7版，メディカルシステム研修所，東京．
6. 小沢友紀雄（2010）：心電図免許皆伝 —心電図の読み方・考え方—．日本医事新報社，東京．
7. 渡辺重行，山口 巖（2006）：心電図の読み方パーフェクトマニュアル．羊土社，東京．

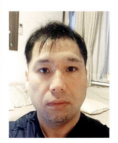

福島隆治 Fukushima, Ryuji
東京農工大学
農学部附属動物医療センター
（東京都府中市）

子供が，池の水を抜く TV 番組が好きでよくみています。普段よくみかけるコイは外来種なんですね。ある日，「お父さんは島根がおうちだから外来種だね」との発言。いや，島根は日本だし，むしろ人口的には稀少種です。

狸太郎

狸はかよわい在来種。鉄の猪がおそろしくってよ。

はじめての心エコー MR評価への道

田口大介　グリーン動物病院

第10回　血流の観察と計測　その③

第9回では,「実際の血流観察」として,まず左室流入血流の計測方法と正常波形を紹介しました。今回はまず,MRの犬の左室流入血流の説明をします。次に,大動脈血流および肺動脈血流の計測の説明をします。

01 正常犬あるいはMRの犬の左室流入血流波形に影響を与える因子

左室流入血流のE波およびA波の波形に影響を与える因子として,主に以下の項目があげられます。波形には,これらが複雑に影響しているので,左室流入血流波形だけから厳密に解釈することは困難ですが,後述するようにおおむね似たようなパターンをたどります。

①左室弛緩その1；左室心筋が能動的に弛緩する能力（active relaxation）
②左室弛緩その2；左室への受動的血液充満（passive filling）
③左室コンプライアンス
④左室充満圧（＝左房圧）
⑤僧帽弁逆流による,左室流入血流量の増加
⑥心房収縮
⑦心拍数
⑧肺高血圧
⑨脱水を含めた前負荷低下
など

02 MRの犬の左室流入血流波形の変化

多くの成書に左室流入波形のパターン分類が記載されていますが,厳密には疾患によって波形形成の機序は異なります。特にMRの場合は特殊です。**図1**にMRの時の左室流入波形の変化を示しました。ただし,筆者が勝手に作ったもので,用語が一般的ではないことをご了承ください。一般的な用語ではないものには「造語」と但し書きをしています。

a　正常パターン：健常例とくに若齢（約10歳まで）では,左室の弛緩が良好であるため,拡張早期に多量の血流が左室に流入します。一方,心房収縮による流入は少なくなります。よってE波が大きく（流速が速く）,A波が小さく（流速が遅く）なります。

b　弛緩異常パターン：老齢（約10歳以上）では,生理的に左室の弛緩が悪化し,拡張早期の左室への流入血液量が減少し,左房の残留血液が多くなります。そのため左房収縮によって,左室に押し込むべき血液量が増加します。よって,E波が小さく,A波が大きくなります。また,左室弛緩の遅延により,流入にかかる時間も延長します。それが,減速時間（deceleration time：DT）の延長として認められます（**図1b**）。

c　偽正常化パターン：中等度程度までの僧帽弁逆流では,左房および左室が拡張することにより,左房および左室

第10回 血流の観察と計測　その③

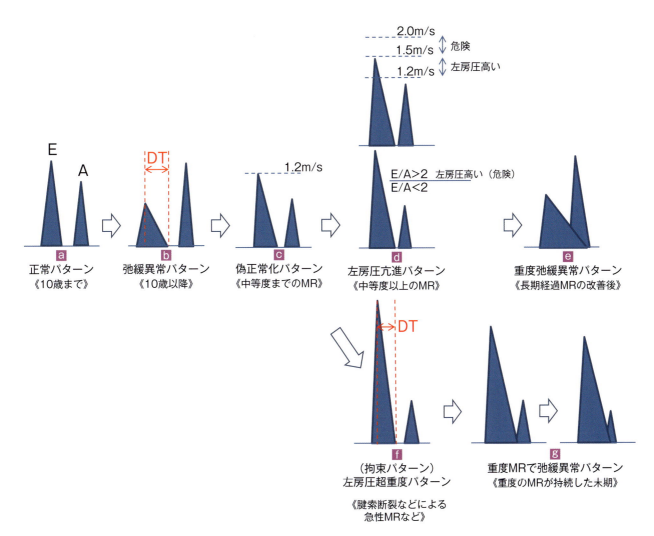

図1　MRの犬の左室流入血流波形の変化

a：正常パターン：約10歳までの健常な若齢犬でみられるパターン
b：弛緩異常パターン：約10歳以上の老齢犬でみられるパターン
c：偽正常化パターン：中等度程度までの僧帽弁逆流がある例でみられるパターン
※a，bでは，E波もA波も流速は1m/s以内です。
※cでは，MRの程度によってE波が増高します。そして，E波が1.2m/s以上あれば左房圧が上昇していると推測されます。
d：左房圧亢進パターン：中等度以上の僧帽弁逆流があり，E波が約1.2m/sを上回るパターン
e：重度弛緩異常パターン：長期の経過の後に逆流の改善がみられた例でみられるパターン
f：左房圧重度亢進パターン（急性MRパターン）：（一般的には，「拘束パターン」）：腱索断裂などで，急に逆流量が増加した例でみられるパターン
g：重度MRで弛緩異常パターン：重度のMRが持続し，代償破綻状態に至ったパターン

内圧が上昇しないように代償されます。しかし，逆流分の血液が加算されて左房から左室に流入するため，拡張早期の血液流入量が増加し，E波が高くなり，あたかも若齢犬でみられる正常パターンとなります。しかし，年齢を加味して考えると異常な波形なので，偽正常化パターンと呼ばれます。一般的に偽正常化パターンは，「左室弛緩の異常に加えて左室コンプライアンスの低下が起こり，左室拡張末期圧と左房圧が上昇することに起因する」と解説されますが，MRの病態では前述のように機序が全く異なります。代償しているので，むしろ，コンプライアンスは良好です。

※a，bでは，E波もA波も流速は1m/s以内です。
※cでは，MRの程度によってE波が増高します。そして，E波が1.2m/s以上あれば左房圧も上昇していると推測されます。

d　**左房圧亢進パターン（造語）**：中等度以上の僧帽弁逆流が

あると，左房圧は上昇します。E波が約1.2m/sを上回ると明らかな左房圧の上昇があり，1.5m/sに近づくと肺水腫を起こし得る程度の左房圧の上昇，2.0m/sに近づくと近い予後が危ぶまれる程度の危険な左房圧の上昇といえます。

また，波形の流速よりも重要視されるのは，E波とA波の波形の高さ（流速）の比（E/A）です。E波がA波よりも2倍程度に高いと顕著な左房圧の上昇があり，近い将来に肺水腫を起こす可能性もあります。

MRの検査，経過観察では，頻繁にこの左房圧亢進パターンが観察されると思います。重要なことは，このパターンの中に，軽症例から，重症例までが含まれていることです。その症例の重症度，すなわち左房圧がいかに深刻なのかを，E波の流速とE/Aで大まかに推測しなければなりません。

e **重度弛緩異常パターン（造語）**：内科的治療，弁の肥厚，左室求心性肥大，肺高血圧などにより，最終的に僧帽弁の合わせがよくなり僧帽弁逆流量が大幅に減少する例もしばしばみられます。速やかに改善すると，以前の波形に戻りますが，長期の経過の後に逆流の改善がみられた例では，左室の弛緩異常が顕著となり，E波は低く，DTが非常に長く，対照的にA波が高い波形になります。あまりに顕著な場合は心機能低下に至り，腎不全につながります。

f **左房圧重度亢進パターン（急性MRパターン）（造語）（一般的には，「拘束パターン」）**：通常は「拘束パターン」と分類され，最も拡張機能が障害されている場合とされています。しかし，MRにおいてはその機序から「急性MRパターン（造語）」と言えます。腱索断裂などで，急に逆流量が増加すると，左房圧（左室充満圧）が急激に上昇します。それにより，拡張開始と共に多量の血液が左房から左室に一気に流入します。それが，左室流入血流波形の拡張早期波であるE波の血流加速度の上昇と，E波のピーク血流速の増大として認められます。すなわち，E波の立ち上がりが急こう配で，波形の高さが非常に高くなります。また，高い左室充満圧（左房圧）によって左室圧も急速に上昇し，拡張早期の血液流入が早く完了するため，DTが短縮します（**図1f**）。逆に，左房収縮による左室への血液流入は少なくなり，波形ではA波が非常に低く認められます。一般に拘束パターンとは，左室拡張能の低下に加えて左室コンプライアンスがきわめて低下している場合のパターンですが，MRの場合は，逆流量の急激な増加に対して，左房および左室の拡張が追いついておらず，代償ができていない場合にみられます。そのため容易に肺水腫になるか，すでに肺水腫になっていると推察できます。

g **重度MRで弛緩異常パターン（造語）**：fの左房圧重度亢進パターンがみられた後に，左房や左室は急速にかつ重度に拡張します。拡張することにより多少は左房および左室圧を代償できるため，fとは逆に，E波の流速は少し低下し，DTも延長します。しかし，内科的治療によっても逆流量が減少しない，あるいは続いて起こる弁輪拡張により逆流量が増加する場合は代償破綻状態に至ります。末期には逆流量増加による流入血流量増加，左室の能動的弛緩の悪化により，DTはさらに延長し，E波がA波にかかるようになります。

※心拍数が多いとE波とA波が融合すると言われますが，この場合はそれほど頻拍でなくても融合します。

以上のように，主な波形を紹介しました。当然，実際にはこれらのパターンの模式図の中間も観察されます。心エコー図検査では，2D像と合わせて左室流入波形を観察し，その症例の現在の状態の推測と，今後どのように変化していくかを観察することが重要となります。

03 実際の症例の左室流入血流波形

実際の症例で得られた波形を紹介しながら説明します。

症例1

チワワ，雄，体重約4.5kg。9歳の時に発咳を主訴に来院した初診例（図2）

9歳時所見：前尖の腱索断裂（**図2**ピンク矢印）によるMRと診断。E波1.8m/s，E/A＝2.3で，DTはやや延長しています。左室流入波形は，少し以前は「左房圧重度亢進パターン」だったが，少し代償されて現在は「左房圧亢進パターン（危険レベル）」になっていると思われます。少し前に腱索断裂が起こり，MRが悪化し，現在は左房の拡張により，やや代償されていますが，E波が2m/sに近く，E/Aは2を超えてい

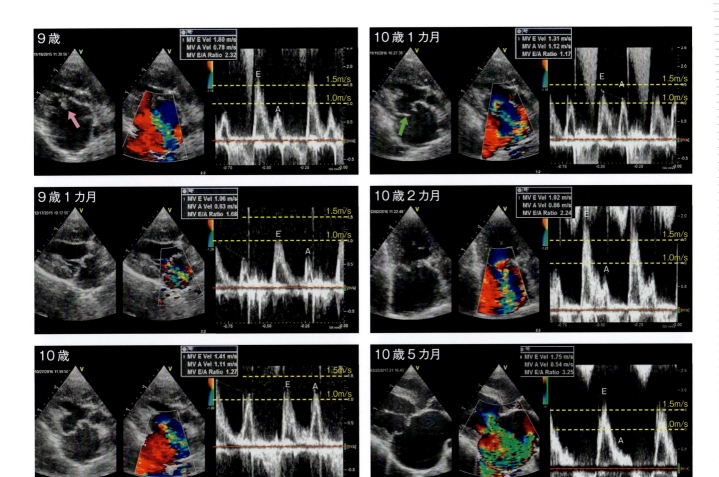

図2 実際の症例の左室流入血流波形

症例1：チワワ，雄，体重約4.5kg。9歳の時に発咳を主訴に来院した初診例。
9歳時所見；「左房圧亢進パターン（危険レベル）」
9歳1ヵ月時所見；「偽正常化パターン」
10歳時所見；「左房圧亢進パターン」
10歳1ヵ月時所見；「左房圧亢進パターン（軽いレベル）」
10歳2ヵ月時所見；「重度MRで弛緩異常パターン」
10歳5ヵ月時所見；「重度MRで弛緩異常パターン」の末期パターン

るので，非常に高い左房圧が予想されます。速やかに積極的な内科治療を開始しました。

9歳1ヵ月時所見：E波1.06m/s，E/A＝0.63で，DTは延長しています。波形としては「偽正常化パターン」になりました。内科治療が奏功し，逆流量は減少し，左房圧も十分低下ました。利尿薬治療により前負荷も軽減していることも波形が小さくなったことに寄与しています。

10歳時所見：E波1.4m/s，E/A＝1.27で，DTは延長しています。約1年の経過で，左房はさらに拡張しましたが，波形としては「左房圧亢進パターン」で，軽度〜中等度の左房圧亢進が推測されますが，臨床症状は全くありません。しか

し，次回（1ヵ月後）の検査時に事件が発覚することになるとは……。

10歳1ヵ月時所見：1年前に前尖の腱索断裂を認めましたが，今回は後尖の腱索断裂を確認しました（**図2**緑矢印）に。まだ，臨床症状は全くありません。しかし，チワワで前尖後尖の両方の腱索断裂をすると，予後が危ぶまれます。E波1.31m/s，E/A＝1.17で，波形は「左房圧亢進パターン」の軽いレベル。今のところは，すでに拡張していた左房が，増加した逆流を代償しているためか，左房圧の急激な上昇の「左房圧重度亢進パターン（急性MRパターン）」にはなっていません。しかし，再び積極的な内科治療が必要になります。

はじめての心エコー MR評価への道

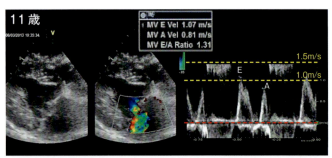
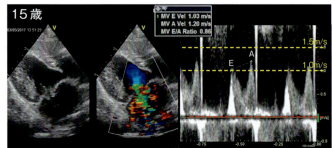
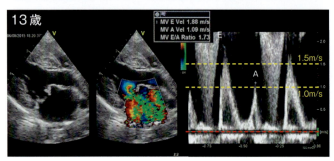
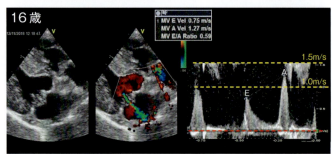

図3 実際の症例の左室流入血流波形

症例2：パピヨン，雄，体重約5kg。
11歳時所見；「偽正常化パターン」
13歳時所見；「左房圧亢進パターン」
15歳時所見；「重度弛緩異常パターン」
16歳時所見；より進行した「重度弛緩異常パターン」

10歳2カ月時所見：利尿薬を含めた積極的な内科治療にもかかわらず，左房および弁輪が拡大し，逆流像はより顕著になりました。E波1.92m/s，E/A＝2.24で，「重度MRで弛緩異常パターン」になってきました。咳がひどく，容易に肺水腫になるようになりました。

10歳5カ月時所見：咳を含めた臨床症状は悪化して，内科治療の限界になりました。E波1.75m/s，E/A＝3.25で，「重度MRで弛緩異常パターン」の末期パターンになってきました。そして，ついに酸素室から出ることができなくなりました。

症例2

パピヨン，雄，体重約5kg（図3）

11歳時所見：臨床症状のない，軽度のMRが認められ，E波1.07m/s，E/A＝1.31で，「偽正常化パターン」が認められました。

13歳時所見：咳を主訴に来院しました。重度のMRが認められ，左房は重度に拡大し，E波1.88m/s，E/A＝1.73で，「左房圧亢進パターン」が認められました。これ以降，数回肺水腫を起こしました。

15歳時所見：肺高血圧を合併したことにより，弁輪が縮小し弁の接合が改善し，E波1.03m/s，E/A＝0.86で，DTがかなり延長した「重度弛緩異常パターン」の波形に変化しました。

16歳時所見：肺高血圧と，左室肥大によりさらにMRは軽減しました。E波0.75m/s，E/A＝0.59で，DTはさらに延長し，明らかな拡張障害によるより進行した「重度弛緩異常パターン」になりました。同じくして，腎機能も低下しています。

04 さまざまなMR例の左室流入波形とその後の経過（図4）

より多くの例の左室流入波形を**図4**に示しました。当院での初診時の血流波形の特徴と，その犬のその後の経過を紹介します。

① 11歳，ビーグル，雌。

波形；E波1.94 m/s，E/A＝3.12で，E波が鋭く非常に高い，「左房圧重度亢進パターン」。非常に左

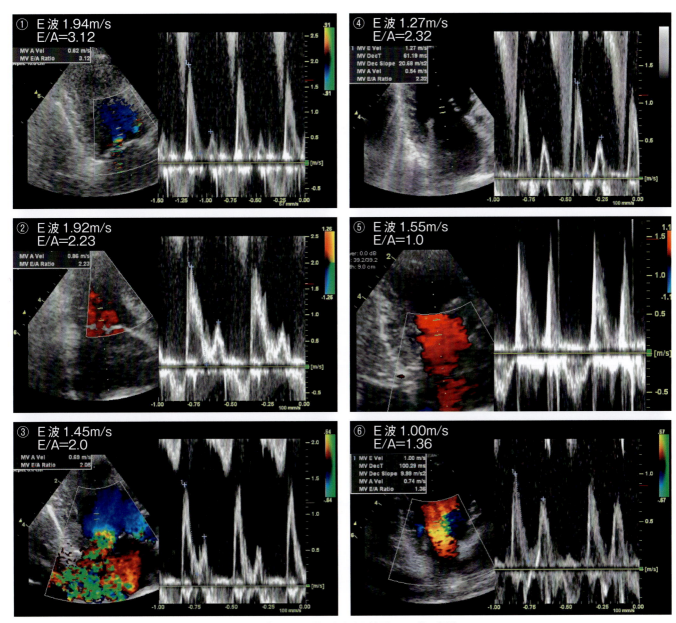

図4 さまざまなMR例の左室流入波形とその後の経過

① 11歳，ビーグル
　「左房圧重度亢進パターン」。肺高血圧を合併し，その後3年間生存。
② 10歳，マルチーズ
　「左房圧亢進パターン」。外に飛び出した瞬間に，突然死。
③ 8歳，チワワ
　「左房圧重度亢進パターン」。2週間後に，肺水腫で死亡。
④ 12歳，ヨークシャー・テリア
　「左房圧重度亢進パターン」。入院中に死亡。
⑤ 12歳，キャバリア・キング・チャールズ・スパニエル
　「左房圧亢進パターン」2.5年後，他の疾患で死亡。
⑥ 10歳，シーズー
　「偽正常化パターン」。症状なく2.5年後，他の疾患で死亡。

　　　房圧が高いことが示唆されています。
　経過；数回の肺水腫を起こしたが，肺高血圧を合併し，
　　その後3年間生存しました。

② 10歳，マルチーズ，雄。
波形；E波 1.92 m/s，E/A＝2.23で，DTやや延長しており，「左房圧亢進パターン」。左房が十分拡張していて，慢性経過をたどっていると推察されましたが，非常に左房圧が高いことが示唆されています。軽度の発咳がみられるだけで，非常に元気でした。
経過；非常に元気でしたが，この5カ月後，外に飛び出した瞬間に，突然死をしています。

③ 8歳，チワワ，雌。
波形；E波 1.45 m/s，E/A＝2.0，E波が鋭く高い。左房は重度に拡張しており，慢性経過をとっているが，E/A値とE波の鋭さから，代償できていない重度の左房圧がうかがえました。急性パターンの「左房圧重度亢進パターン」としました。
経過；この2週間後に，肺水腫で死亡しました。

④ 12歳，ヨークシャー・テリア，雌。
波形；E波 1.27 m/s，E/A＝2.32，E波が鋭く高い。E波はそれほど高くないが，E/Aが2以上あり，E波が鋭く高いため，急性パターンの「左房圧重度亢進パターン」としました。すでに利尿薬の投与を受けていたので，血液量減少により波形の高さ（流速）が低くなったと考えられました。
経過；急性腎不全も合併し，入院中に死亡しました。

⑤ 12歳，キャバリア・キング・チャールズ・スパニエル，雄。
波形；E波 1.55 m/s，E/A＝1.0，E波は非常に高いが，E/Aのバランスはよいので，慢性経過の「左房圧亢進パターン」。ほとんど症状なく2.5年後，他疾患で死亡しました。

⑥ 10歳，シーズー，雄。
波形；E波 1.00 m/s，E/A＝1.36。非常に雑音は大きいが，十分代償できる範囲の「偽正常化パターン」としました。

経過；症状なく2.5年経過し，他の疾患により死亡しました。

以上のように，左室流入血流は面倒な解析なしで，その流速と形状だけから，大まかにその犬の現在の左房圧の情報が得られ，深刻度合いが伝わってきます。もちろん，2D画像の情報などと合わせて判定しますが，速くて，非常に有益な検査項目であるといえます。

05 大動脈血流と肺動脈血流の計測法と正常波形（図5, 6）

第8回（26号）で説明したように，使用する断面は，大動脈血流（左室駆出血流）は心尖部方向からみた左室長軸断面を用い，肺動脈血流（右室駆出血流）は心基部短軸断面肺動脈レベルを用います（図5, 6）。

大動脈血流の正常波形は，収縮早期に急速に立ち上がり，ピークに達し，その後やや緩やかに減速していきます（図5）。これは，圧の高い大動脈に向けて，さらに圧の高い左室から駆出されるので，瞬時に圧が拮抗し，その後左室の収縮力で血液を押し込むためです。

肺動脈の正常波形は，大動脈血流に比べ，ピークの時相が遅く，ちょうど駆出時間の中間にくるため，波形としては二等辺三角形あるいは，ドーム型を呈します（図6）。その理由は，肺動脈が大動脈と比べコンプライアンスが高く，血管抵抗が低いためです。逆にいうと，コンプライアンスや血管抵抗が変化すると，波形の形状が変化します。

正常では，大動脈血流も，肺動脈血流も0.7～1.2m/s程度で，1m/s前後と認識しておくとよいと思います。

06 MRの犬における大動脈血流と肺動脈血流

MRの犬では，逆流があったとしても，全身循環および血圧を保つように，必要な血液量を駆出するように代償します。

肺動脈血流は，MRの経過の後半（あるいは末期）において変化します。すなわち，肺高血圧になると，肺動脈の血管抵抗が上昇しますので，大動脈血流のように，血流速のピークが収縮早期に移動します。

これらの機序の話は，非常に長くなりますので，いつか，

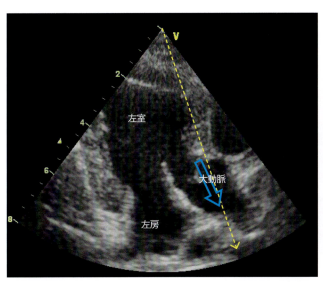
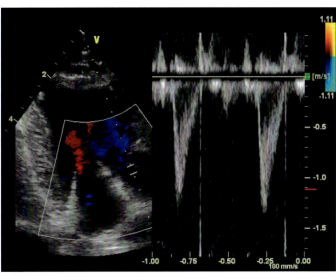

図5 大動脈血流の計測法と正常波形

心尖部方向からみた左室長軸断面を用いる。
大動脈血流（左室駆出血流）の正常波形は，収縮早期に急速に立ち上がり，その後やや緩やかに減速する。

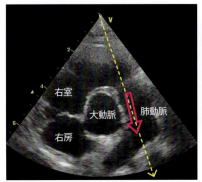
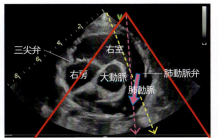
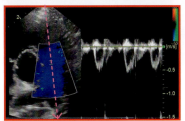
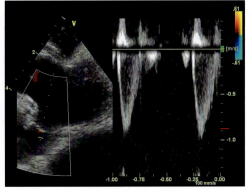

図6 肺動脈血流の計測法と正常波形

心基部短軸断面肺動脈レベルを用いる。
肺動脈血流（右室駆出血流）の正常波形は，二等辺三角形あるいは，ドーム型を呈する。

何かの機会があれば説明いたします。

　短い連載でしたが，この連載の目的は，「普段の診療でのMRの評価」を，簡単に，効率よく実施し，有益な情報を得るための，実践型の解説をすることでした。したがって，こ れまで勉強した成書などとは違うことも多く記載しました。しかし，最終的に最も大切なことは，皆様がどんどん心エコー図検査を実践して，経験値をあげることです。頑張ってください。ありがとうございました。

祈願合格 獣医師国家試験 応援メッセージ

その他のコメントは応援サイトから

試験日程
1日目 2/19
2日目 2/20

今までの勉強の成果を
十分に発揮して
試験を頑張って下さい。
　　　もみの木動物病院
　　　　　　福山

ラストスパート！
最後まで着実に進めて
最高の結果を
　　　　ノア動物病院(札幌)

国試頑張ってください！
ベタの面倒はお任せください。
九州土産(和歌山の4回生は焼酎
がいいそうです)お待ちしております。
　　　大阪府立大学
　　　獣医感染学教室4・5回生

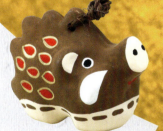

大丈夫！自信をもって！
落ち着いて、最後まで
走り続けてください
　　　木村動物病院(新宿区)

国試も面接も受験も
楽しんだもの勝ち！
今までの成果を発揮して☆
　　　プリモ動物病院(相模原市)

最後まであきらめずに
精一杯頑張ってください！
体調管理をしっかりと！
　　上野の森どうぶつ病院(台東区)

Hippo-Works
獣医師・動物看護師の仕事情報サービス
からの応援メッセージ
昨年は東京会場で応援させてもらいました。
今年も全力で応援しています！
目指せ獣医師

interzoo
からの応援メッセージ
獣医師としての勉強はこれからが始まり
国試は確実な通過点です！
落ち着いて最後まで怠らずに

ELEPHANT PICTURES
からの応援メッセージ
学んだ分を活かすだけ
直前の学習も願掛けも、自分の力を信じて
楽しい試験時間を

企業情報 株式会社 HIPPOS　東京都渋谷区元代々木町33-8-2F インターズー内
TEL: 03-5790-9824　FAX: 03-5790-9342
MAIL: inquiry@hippos.co.jp

HIPPOS企業サイト　求人サイト Hippo-Works

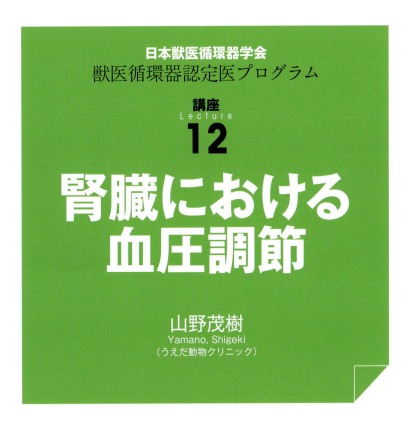

日本獣医循環器学会
獣医循環器認定医プログラム

講座
Lecture
12

腎臓における血圧調節

山野茂樹
Yamano, Shigeki
(うえだ動物クリニック)

はじめに

　慢性腎臓病や甲状腺機能亢進症などでは，高血圧症 hypertension が認められる。高血圧症がさまざまな疾患の原因になったり，逆にさまざまな疾患で二次的に起こることは十分に解明されているが，本態性高血圧症 essential hypertension など，原因が不明なものもある。Guytonら[1]は，交感神経系の活性化など，血圧 blood pressure を上昇させるシステムによる高血圧は通常は一過性のものであり，恒常的に高血圧を生じさせるには腎機能曲線 renal function curve をシフトさせるような変化が必要であると提唱している。血圧を数時間，数日，数週，数カ月単位で調節する機序には，多くの因子がかかわっている。講座12では，腎臓が血圧調節において果たす主要な役割について解説する。なお，本講座の内容については主に Hall らの著書『Guyton and Hall Textbook of Medical Physiology』第12版をもとにしている。

血圧の調節機構

　血圧は常に一定の範囲内に維持されるように制御されている。生体の恒常性にとって，血圧を正常に維持することは重要である。血圧の調節機構には，交感神経などによる神経系調節機構 nervous control system と，腎臓の圧利尿などによる体液系調節機構 humoral control system がある。神経系調節機構は，急激かつ短時間の血圧の変化に対して強い調節能力を発揮するが，数時間～日単位になるとその機能は徐々に減弱する。週～月単位の長期間的な血圧調節には，腎臓の体液系調節機構がかかわっている。

腎臓の体液系調節機構

　腎臓の体液系調節機構による動脈圧調節は，単純なしくみである。細胞外液が増加すると，血液量が増え，血圧が上昇する。この血圧の上昇が要因になって，腎臓から過剰な細胞外液が排出され，血圧が正常に戻る。このシステムは，動物

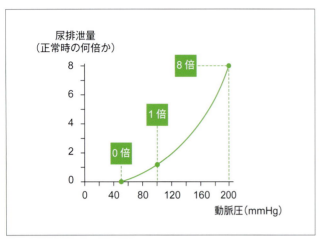

図1 腎機能曲線
摘出腎に血液を灌流させたときの血圧と尿排泄量との関係。尿排泄量は，血圧が約 50 mmHg のときはゼロ，100 mmHg のときに正常になり，200 mmHg では正常の 8 倍になる。また，動脈圧が上昇すると尿排泄量が増加するだけではなく，ナトリウム排泄量も増加する。この現象を圧ナトリウム利尿という。

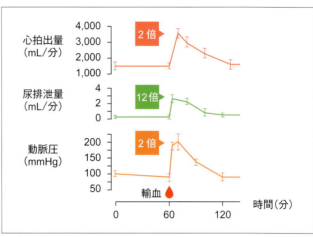

図2 血圧の神経系調節機構を除去した犬における 400 mL 輸血の影響

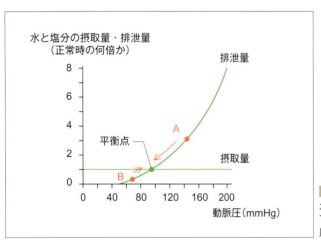

図3 無限の体液系調節機構
水と塩分の摂取量と排泄量に差が生じたときには，体血圧が上昇した場合も低下した場合も，生体は腎臓からの水の排泄量と塩分の排泄量を変化させて動脈圧を平衡点に戻そうとする。

の進化のうえでは原始的な腎臓の血圧調節機構の一つである。脊椎動物のなかで最も原始的な魚であるメクラウナギでも，この機序が観察できる。メクラウナギの動脈圧は 8〜14mmHg と低く，血液量に比例してほぼ直線的に血圧が上昇する。メクラウナギが海水を断続的に飲むと，血液量が増え，動脈圧も高くなる。しかし，動脈圧が上昇しすぎると腎臓は過剰な水を尿中に排泄し，動脈圧を低下させる。逆に血圧が低い場合は，水の排泄量が摂取量よりも少なくなり，結果として体液量と動脈圧が正常になる。この機序はヒトでも認められ，動脈圧が数 mmHg 上昇すると，腎臓からの水と塩分の排泄量が 2 倍になる。動脈圧上昇による水排泄量の増加を

圧利尿，塩分排泄量の増加を圧ナトリウム利尿とよぶ。魚類よりも進化したヒトは，より厳密に血圧を調節するためにレニン・アンジオテンシン系 renin-angiotensin system (RAS) による調節機構を獲得している。

動脈圧調節のための圧利尿

図1 の曲線は腎機能曲線（腎排泄曲線，圧利尿曲線）とよばれている。腎機能曲線は動脈圧と腎臓の尿排泄量の関係を示しており，動脈圧の上昇とともに尿量は著明に増加する。図2 のグラフは，血圧調節にかかわる神経系調節機構をす

図4 長期血圧調節における高血圧症発生の2つの決定要因

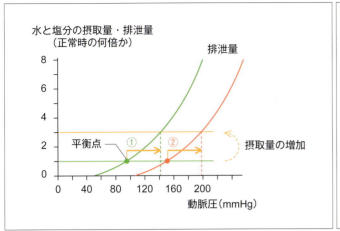

図4a　腎機能曲線の右方偏位。腎機能曲線が右方偏位すると，動脈圧の平衡点が正常より高くなる。しかし，右方偏位しても水または塩分の摂取量が血圧に及ぼす影響（②）は，正常（①）と変わらない（食塩非感受性高血圧）。

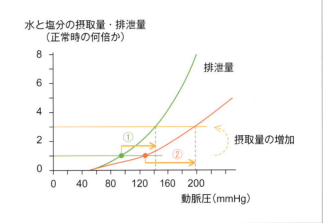

図4b　腎機能曲線の傾きの低下。腎機能曲線の傾きが緩やかになると，動脈圧の平衡点が正常より高くなる。この場合には，水または塩分の摂取量が血圧に及ぼす影響（②）は，正常（①）と比べて大きくなる（食塩感受性高血圧）。

べて遮断した犬で動脈圧調節について観察した実験で得られたものである。この犬に約400 mLの血液を輸血すると，ただちに心拍出量と動脈圧は正常の2倍，尿排泄量は12倍になる。この大量の尿排泄により，心拍出量と動脈圧は1時間以内に正常に戻る。このことから，腎臓には体液を排出することで動脈圧を正常に戻す能力があることがわかる。

無限の体液系調節機構

図3は，腎機能曲線と水および塩分の摂取量を基準に，動脈圧が変化したときの腎臓の体液系調節機構による動脈圧調節を解析したものである。長期的な水と塩分の排泄量は摂取量と等しくなければならないが，2つがグラフ上で交差する点，すなわち排泄量と摂取量が等量になる点を「平衡点」とよぶ。何らかの原因で体血圧が平衡点よりも高くなった場合には（図3のA），排泄量＞摂取量となり，細胞外液量を規定する水と塩分が腎臓から排泄され，細胞外液量が減少する。その結果，血圧は低下し，平衡点に落ち着く。反対に，体血圧が平衡点よりも低くなると（図3のB），排泄量＜摂取量となって細胞外液量が増加し，血圧が上昇して平衡点に落ち着く。このように，腎機能曲線自体が変化しないかぎり，血圧は最終的には平衡点に落ち着かざるをえない。

長期血圧調節における高血圧症発生の2つの決定要因

それでは，高血圧症の発生にはどのようなことが起こる必要があるのだろうか。腎機能曲線で答えるならば，曲線の変化，つまりは平衡点の移動である。平衡点が移動するためには，①腎機能曲線が右方偏位するか（図4a），②腎機能曲線の傾きが緩やかになるか（図4b），いずれかが起こる必要がある。

【腎機能曲線の右方偏位】

右方偏位は，心臓から腎糸球体に至る部位のどこかで血管抵抗が上昇することによって起こる。曲線の傾きは変化しないため，水と塩分の摂取量が増減することによる体血圧への影響は，血圧が正常な場合と同様である。この機序によって生じた高血圧を，食塩非感受性高血圧という（図4a）。

【腎機能曲線の傾きの低下】

水と塩分の調節に関する糸球体と尿細管のバランスに障害が生じ，糸球体濾過能力が低下したとき，または尿細管における水と塩分の再吸収が亢進したときには，腎機能曲線の傾きが緩やかになる。これはつまり，正常な場合に比べて，血圧が上昇した際に水とナトリウムを排泄する能力が低いという状態である。水と塩分を排泄するためには，血圧をさらに高くする必要がある。そのため，水または塩分の摂取量が増えると，体血圧が大きく上昇する。この機序によって生じた

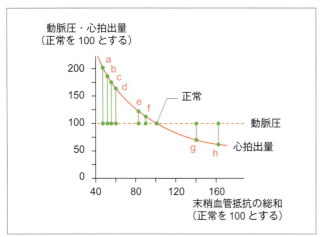

図5 動脈圧および心拍出量と，総末梢血管抵抗の関係
病的状態における長期の動脈圧と心拍出量と総末梢血管抵抗の関係。すべての病的状態において，腎臓機能は正常である。総末梢血管抵抗の変化は心拍出量に影響するが，動脈圧には影響しない。
a：脚気，b：動静脈短絡，c：甲状腺機能亢進症，d：貧血，e：肺疾患，f：ページェット病，g：四肢切断，h：甲状腺機能低下症

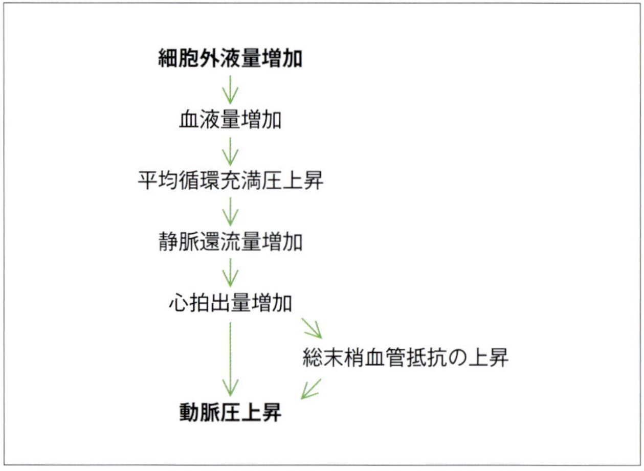

図6 細胞外液の増加による血圧上昇の発生機序

高血圧を，食塩感受性高血圧という（**図4b**）。

総末梢血管抵抗の変化は動脈圧に影響しない

動脈圧は，心拍出量と総末梢血管抵抗の積で表される。総末梢血管抵抗が上昇すると，動脈圧もただちに上昇するが，腎機能が正常な場合は圧利尿や圧ナトリウム利尿により動脈圧はすぐに正常に戻り，一定に保たれる。**図5**は，総末梢血管抵抗が低いものや高いものなど，さまざまな病的状態における心拍出量と動脈圧との関係を示したグラフであるが，これをみるとすべての病的状態において動脈圧は心拍出量に応じて一定に保たれており，総末梢血管抵抗は長期的な動脈圧レベルに影響しないことがわかる。

体液の増加と末梢血管の自己調節

図6は，細胞外液量の増加が動脈圧を上昇させる現象を段階的に表したものである。心拍出量が動脈圧を上昇させる機序には2つあり，①心拍出量増加による直接的な圧上昇と，②血流の増減に対する組織の自己調節による間接作用がある。組織を流れる血液量が過剰になると，局所の脈管系が収縮し，総末梢血管抵抗が上昇する。これは組織が自ら血流を調節していることを意味しており，「自己調節 autoregulation」とよばれている。自己調節で生じる総末梢血管抵抗の二次的な上昇

は，動脈圧の上昇を大きく助長し，わずか5～10％の心拍出量の上昇が平均血圧を100 mmHgから150 mmHgへと上昇させる。

体液系調節機構における塩分の重要性

実際は，塩分の摂取量が増加したときには，水の摂取量が増加したときよりも動脈圧がはるかに上昇する。この理由は，水は摂取されると腎臓からただちに排泄されるが，塩分は容易に排泄されないためである。塩分は体内に蓄積し，次の2つの機序で間接的に細胞外液量を増加させる。

①過剰な塩分により体液浸透圧が上昇し，水の摂取にかかわる神経を刺激し，細胞外の塩分濃度が正常に戻るまで飲水を促進する。これにより細胞外液量が増加する。
②細胞外液の浸透圧が上昇すると，下垂体後葉における抗利尿ホルモンの分泌量が増加する。抗利尿ホルモンは腎尿細管からの水の再吸収を促進するため，尿量は減少し細胞外液量は増加する。

以上から，細胞外液量を決定する主要な要因は体内に蓄積した塩分であることがわかる。ほんのわずかな塩分の増加であっても，血圧は顕著に上昇する。

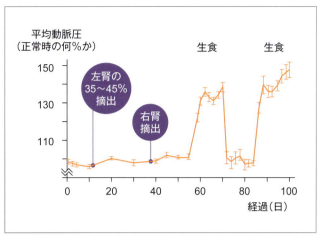

図7 腎臓が70%摘出され，生理食塩水（生食）摂取の負荷をかけた犬の血圧変化

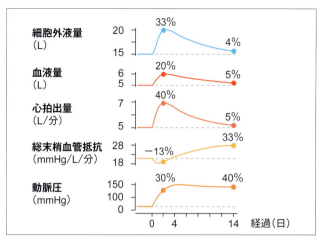

図8 容量負荷性高血圧症の進行にともなう循環機能指標の変化

高血圧症

ヒトでは，安静時の平均血圧が110 mmHg以上，拡張期血圧が90 mmHg以上，収縮期血圧が135 mmHg以上の場合に高血圧症とみなす。高血圧が致命的になる要因としては，①心臓への過剰な負荷が心不全を引き起こすこと，②脳内血管を破裂させ，脳梗塞などの脳血管障害を引き起こすおそれがあること，③腎臓で出血を引き起こし最終的に腎不全を招くことがあげられる。

容量負荷性高血圧症

ここまでに，水と塩分の摂取により血圧が変化したときには，腎臓の体液系調節機構による血圧調節が非常に重要であることを述べた。**図7**は，犬で腎容積を70%除去し，水と生理食塩水を交互に飲ませたときの血圧の変化を示したグラフである。70%の腎摘出では，動脈圧は約6 mmHgしか上昇しない。続いて水の代わりに食塩水を飲ませると，口渇感が軽減されず，通常の飲水量の2～4倍の食塩水を飲み，平均動脈圧は数日以内に40 mmHg上昇する。その後，犬に水を飲ませたところ，動脈圧は2日以内に正常に戻った。再度食塩水を飲ませると，犬が食塩水に慣れて大量に摂取し，動脈圧が前回よりも大きく上昇した。これが，容量負荷性高血圧症である。

容量負荷性高血圧症における循環機能の変化

図8は，腎機能低下（腎容積が正常の30%に減少）時に，容量負荷性高血圧症が悪化している場合の循環機能指標の変化を示したグラフである。正常の約6倍の水および塩分の負荷を急激にかけると（第0日），細胞外液量，血液量，心拍出量が20～40%増加する。同時に動脈圧も上昇するが，3者に比べて緩やかである。これは，急性の血圧上昇に対し，初期には圧受容器を介した総末梢血管抵抗の低下という反応が起こるためである。しかし，3～4日後には，圧受容器調節機序では動脈圧の上昇を抑えられなくなる。このとき，総末梢血管抵抗は正常になるが，動脈圧は心拍出量の増加により最大レベルまで上昇する。これらの早期の変化ののち，長期にわたる二次的な変化が数日～数週間で始まる。この二次的な変化は，前述の組織の自己調節によるものである。心拍出量の増加により高血圧になると，過剰な血流が組織を流れるため，反射機序により局所の脈管系の収縮が引き起こされる。これにより局所血流と総血液量は減少し，心拍出量はほぼ正常値まで回復するが，総末梢血管抵抗は二次的に上昇する。

RASによる血管収縮機構と血圧調節

腎臓は，細胞外液量の変化に基づいて動脈圧を調節する機序とは別に，強力な圧調節作用機序であるRASももって

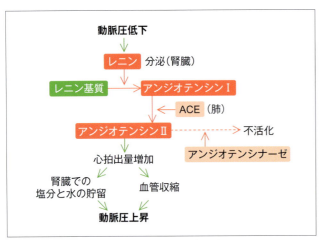

図9　動脈圧調節のための RAS の機序と作用

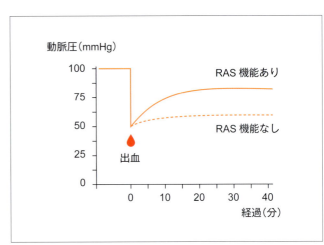

図10　出血にともなう血圧変化時の RAS の作用

いる。レニンは腎臓の傍糸球体細胞で合成され，不活性型のプロレニンとして蓄積される。レニン自体は，酵素であり血管作動作用はない。図9 に示すように，レニンはその基質に作用し，アンジオテンシンⅠを分離する。レニンは血中に30分〜1時間存在し，その間にアンジオテンシンⅠを生成しつづける。アンジオテンシンⅠは弱い血管収縮作用をもつが，循環機能を変化させるほど強い作用ではない。アンジオテンシンⅠは，生成後数秒以内にアンジオテンシンⅡに変換される。この変換は，アンジオテンシンⅠが肺の小血管を通過する際に，肺血管内皮細胞内に存在するアンジオテンシン変換酵素（ACE）により行われる。アンジオテンシンⅡは，非常に強力な血管収縮物質であるが，アンジオテンシナーゼによりただちに不活化されるため，血液中での作用の持続時間は1〜2分である。

　アンジオテンシンⅡは，2つの機序により血圧を上昇させる。1つは，即時的に生じる血管収縮である。血管収縮は細動脈で強く起こり，静脈での収縮はわずかである。細動脈の収縮により末梢抵抗が上昇し，動脈圧が上昇する。また，軽度の静脈の収縮により心臓への血液の灌流が増加し，動脈圧の上昇に対抗するための心ポンプ作用が促進される。もう1つの機序は，アンジオテンシンⅡによる血圧上昇により腎臓での水と塩分の排泄量が減少するというものである。これによって細胞外液量は緩やかに増加し，数時間〜数日以上かけて動脈圧が上昇する。

RAS に対する血管収縮圧反応の即応性と程度

　図10 は，出血が動脈圧の変化に及ぼす影響について調べた実験のデータである。動脈圧は，出血により 50 mmHg まで低下するが，RAS が機能している場合には再び上昇し 83 mmHg になる。一方，RAS が機能していない場合には 60 mmHg までしか上昇しない。このことから，RAS の作用の強さは低下した動脈圧を正常時との中間のレベルに戻すくらいであることがわかる。

アンジオテンシンⅡによる水と塩分の腎性の貯留

　アンジオテンシンⅡは，次の2つの経路を介して腎臓の水と塩分の貯留機序を作動させる。これらの作用は，長期的な血圧調節において重要になる。

①アンジオテンシンⅡは腎臓に水と塩分を貯留させる直接作用を数種類もっている。最も重要な作用は腎血管を収縮させる作用であり，これにより腎血流が減少し，その結果，体液濾過量と尿排泄量が減少する。また，アンジオテンシンⅡは尿細管細胞自体に作用し，水と塩分の再吸収を増加させる。これらの作用により，尿量は 1/4〜1/6 になる。

②副腎からアルドステロンを分泌させ，尿細管の水と塩分の再吸収を促進する。

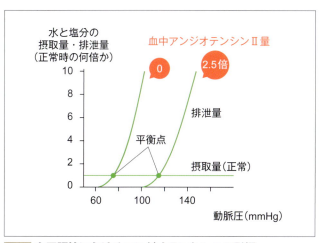

図11 血圧調節におけるアンジオテンシンⅡの影響

図12 塩分摂取量が変化しても正常血圧が維持される機構
塩分摂取量が増加した場合の血圧維持の機序。

血圧調節におけるアンジオテンシンⅡの影響

図11は，塩分摂取量が等しいときの2種類の腎機能曲線である。左側はカプトプリルによってRASが遮断された犬，右側は正常な血中産生量の約2.5倍のアンジオテンシンⅡを静脈内投与した犬の腎機能曲線である。腎機能曲線は，アンジオテンシンⅡの影響により右方偏位する。この偏位は，前述の腎臓に対するアンジオテンシンⅡの直接作用と，副腎皮質のアルドステロン分泌を介した間接作用によって引き起こされる。動脈圧の平衡点は，アンジオテンシンⅡの量が0のときは75 mmHg，2.5倍量のときは115 mmHgであり，アンジオテンシンⅡが腎性の水と塩分の貯留に対して強い作用をもっていることがわかる。これが慢性的動脈圧上昇の要因になる。

塩分摂取量の増減とRASの役割

RASの最も重要な機能は，塩分摂取量が増減しても，細胞外液量と血圧を大きく変化させずに保つことである。塩分摂取が増加すると，細胞外液量が増加し，レニン分泌量は減少して最小レベルになる。これにより腎性の水と塩分の貯留が抑制され，細胞外液量は正常に戻り，最終的に動脈圧もほぼ正常に戻る（**図12**）。塩分摂取が減少したときは，これと逆の反応がみられる（RASのフィードバック機構）。RASが正常に機能している場合には，塩分摂取量が50倍になっても動脈圧には4〜6 mmHg以上の上昇は認められない。このことから，血圧維持においていかにRASが重要であるかがわかる。

アンジオテンシンⅡが関与する高血圧症

傍糸球体細胞腫

アンジオテンシンⅡが関与する高血圧症の一つとして，レニンを大量に分泌する傍糸球体細胞の腫瘍がある。大量に分泌されたレニンにより，アンジオテンシンⅡが生成され，重度の高血圧症へと進行する。動物に大量のアンジオテンシンⅡを数日〜数週間にわたり持続的に静脈内投与した場合にも，同様の機序で重度高血圧症がみられる。

一腎ゴールドブラット高血圧症

Goldblattら[2]は，アンジオテンシンⅡと慢性的な高血圧の関係について報告している。彼らは，犬の腎動脈を狭窄器で締めつけて血液の流れを悪くし，さらにもう片方の腎臓を摘出すると，高血圧症が発生することを明らかにした。このような方法で成立した高血圧症を，一腎ゴールドブラット高血圧症（片腎ゴールドブラット高血圧症）とよぶ。一腎ゴールド

ブラット高血圧症モデルで，腎動脈を狭窄および狭窄解除して血圧の変化をみたものが図13である。腎動脈狭窄直後の第一の動脈圧上昇は，RASの血管収縮機序によって引き起こされる。狭窄により急激に腎動脈圧が低下し，腎血流が著しく減少することにより，大量のレニンが分泌され，アンジオテンシンⅡが産生される。アンジオテンシンⅡは動脈圧を上昇させる。レニン分泌は約1時間でピークに達するが，5〜7日以内に正常に戻る。第二の動脈圧上昇は，体液貯留により引き起こされる。5〜7日以内に体液量が増加し，動脈圧が新しい長期維持レベルで十分に保てるくらいになる。この長期的維持レベルは，腎動脈の収縮の程度により決まる。狭窄部後方の腎動脈圧を正常な尿排泄が行えるレベルで維持できるように，血圧を上昇させなければならない。

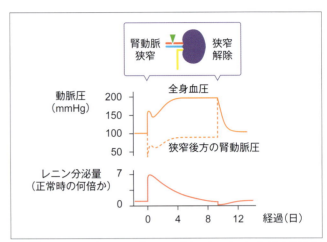

図13 犬の一腎ゴールドブラット高血圧モデルにおける高血圧の発症機序

これはアンジオテンシンⅡが高血圧に関係していることを初めて示した実験のデータである。Goldblattらは，1934年に犬の片腎を摘出し，もう一方の腎臓の腎動脈に狭窄器をつけて，一腎ゴールドブラット高血圧モデルを作成した。腎臓の摘出と腎動脈の狭窄により，腎動脈圧が急激に低下すると，腎臓からレニンが大量に分泌され，アンジオテンシンⅡの生成が促進される。アンジオテンシンⅡは血管収縮を引き起こし，血圧を上げる。これは一過性の反応である。次いで，腎臓で水と塩分の貯留が起こり，容量負荷により血圧が上昇する。

二腎ゴールドブラット高血圧症

二腎ゴールドブラット高血圧症（両腎ゴールドブラット高血圧症）は，片側の腎動脈のみを狭窄させ，もう一方は正常なままにした場合に生じる高血圧症のことをいう。腎動脈を狭窄させると腎動脈圧が低下し，レニンが分泌され，RASが機能して水と塩分を保持しようとする。狭窄した側の腎臓から分泌されたレニンは，正常な側の腎臓でも同様にRASの活性化を惹起するため水と塩分が保持され，高血圧症が発生する。ヒトの高齢者腎性高血圧は，この二腎ゴールドブラット高血圧症と同じ機序によるものである。

容量負荷と血管収縮によるその他の高血圧症

容量負荷と血管収縮を原因とするその他の高血圧症としては，大動脈縮窄症で上半身に認められる高血圧，妊娠中毒症での高血圧，神経原性高血圧，自然発症遺伝性高血圧などがある。

大動脈縮窄症は，下行大動脈に局所的な狭窄が生じている先天性奇形であり，ヒトでは数千人に1人の割合で発生する。心臓から狭窄部までの部分で分岐する上半身の血管は血圧が上昇するが，それ以降で分岐する下半身の血管は血圧が低下する。したがって，上半身の血圧は下半身よりも55%高くなる。これは，前述の一腎ゴールドブラット高血圧症の発生機序に類似している。

妊娠中は，高血圧症が認められることが多い。妊娠中毒症の症状の一つでもある。主要な原因は，自己免疫による糸球体膜の肥厚にともなう糸球体濾過量（GFR）の減少である。

神経原性高血圧は，急性に発生するものであり，何らかの刺激による交感神経系の過度の緊張により引き起こされる。全身の末梢血管収縮が起こり，その結果，急性の高血圧に至る。また，圧受容体に起始する神経が切断された場合，あるいは圧受容体から出た神経が接続する延髄両側の孤束核（NTS）が破壊された場合，圧受容体からの信号が突然途絶えた場合などに，神経系調節機構が急激に血圧が低下したと誤って感知し，血圧上昇機序がはたらき，高血圧が起こる。

自然発症遺伝性高血圧は，ラット4系統，ウサギ1系統，犬1系統で認められる。

本態性高血圧症

ヒトの高血圧症の90〜95%は，本態性高血圧症であるとされている。本態性高血圧症の明確な原因は不明である。動

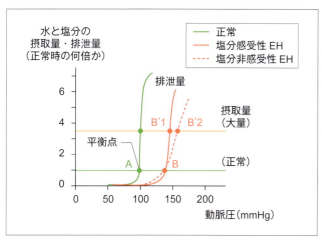

図14 ヒトの本態性高血圧症（EH）における塩分感受性の有無と血圧調節
塩分摂取量が正常なときの血圧の平衡点は，100 mmHg（A），本態性高血圧症では 140 mmHg（B）である。このときに通常の3.5倍量の塩分を摂取させると，食塩感受性本態性高血圧患者の血圧（B'2）は，食塩非感受性の患者（B'1）よりも上昇する。

物ではまれであるとされ，発生率は明らかでない。ヒトの本態性高血圧症には，いくつかの特徴がみられる。①平均血圧は，40～60%上昇する。また，②本態性高血圧症が重度の場合には，腎血流量が正常時の約半分になり，③腎臓での血流に対する抵抗は2～4倍になっている。④腎血流量は減少するが，GFRはほぼ正常である。この理由は，高血圧症によりGFRが適当に維持されるためである。⑤心拍出量も，ほぼ正常に維持される。⑥総末梢血管抵抗は，血圧と同様に40～60%上昇する。⑦最も重要な特徴は，血圧が十分に高値でなければ適切な量の水と塩分を排泄できないことである。本態性高血圧症患者の平均動脈圧が150 mmHgであるとき，正常な血圧（100 mmHg）に低下させると無尿症になり，動脈圧が再び150 mmHgに上昇するまで水と塩分を貯留する機構がはたらく。

本態性高血圧症の発生原因は不明である。家族歴などから遺伝的因子の存在が疑われているほか，塩分の多量摂取や，加齢，肥満，運動不足，飲酒，喫煙，ストレスなどの環境因子についても指摘されている。

本態性高血圧症における動脈圧のコントロール

14は，本態性高血圧症において食塩感受性が異なる場合の血圧調節の違いをグラフで示したものである。塩分摂取が正常なときの血圧の平衡点は，正常なヒトでは100 mmHg（A点），本態性高血圧症では140 mmHg（B点）である。このときに通常の3.5倍量の塩分を摂取させると，食塩感受性本態性高血圧患者の血圧は，食塩非感受性の患者よりも著明に上昇する。食塩感受性患者と食塩非感受性患者の差は，おそらく腎臓の生来の構造的または機能的な違いに依存していると考えられている。

治療

本態性高血圧症の治療では，2種類の薬物が効果的とされている。1つは腎血流量を増加させる薬物，もう1つは水と塩分の再吸収を抑制する薬物である。腎血流量を増加させるものは種々の血管拡張薬であり，交感神経系を抑制するもの（α_1遮断薬），腎血管の平滑筋を直接的に無力にするもの（カルシウムチャネル拮抗薬），RASを遮断するもの（ACE阻害薬，アンジオテンシンⅡ受容体拮抗薬（ARB））などである。水と塩分の再吸収を抑制する薬物としては，塩分を排泄させる作用をもつ利尿薬があげられる。

血圧調節機構の量的関係・時間的関係

実際には，動脈圧は1種類の圧調節機構によってコントロールされているのではなく，数種類の機序が関与している。図15は，急激な血圧低下が起こったときの8種類の動脈圧調節機構の効果を時間を軸にグラフ化したものである。これらの動脈調節機構は大きく3つのグループに分類できる。

①**短期的機構**：数秒～数分以内に急速に反応するもの
②**中期的機構**：数分～数時間という中期的な時間帯で反応するもの
③**長期的機構**：日単位，月単位，年単位で長期的に反応するもの

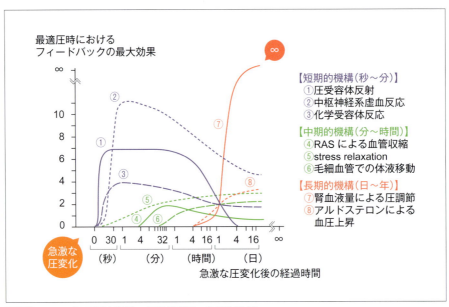

図15　8つの血圧調節機構の量的関係と時間的関係

血圧の調節は，神経系調節機構による生命維持機序で始まり，次いで中間期の圧調節機序により持続的上昇へと移行し，最終的に腎臓の体液系調節機構により長期的安定へと導かれる。

短期的機構

急性の血圧低下が起こると，最初に即時反応型圧調節系がはたらく。即時反応型圧調節系には，①圧受容体反射，②中枢神経系虚血反応，③化学受容体反応がある。これらの機序は数秒以内に始まるだけではなく，作用が強力である。短期的機構による効果は，静脈を収縮させて心臓への血液灌流を促す，心拍数と心収縮力を増加させて心ポンプ機能を高める，細動脈を収縮させて動脈から静脈への血液の流出を防ぐ，などである。

中期的機構

短期的機構が発動したあとに，中期的な血圧調整機構が反応する。これには，①RASによる血管収縮，② stress relaxation，③毛細血管での体液移動がある。RASによる血管収縮機序については，先述のとおりである。血管内圧が過度に高くなると血管が伸展し，これが数分〜数時間持続するが，これを stress relaxation という。その結果，血管内圧が正常へと低下していく。この stress relaxation は，いわば中期的機構の緩衝剤として役立っている。毛細血管における体液移動とは，毛細血管圧が著しく低下したときに浸透圧により体液が組織から循環血中に移動することを指し，血液量が増加し，循環系の圧が上昇する作用がある。この3つの機序が活性化している間に，短期的機構は疲弊し効果が次第に減弱していく。

長期的機構

長期的機構には，①腎血液量による圧調節，②アルドステロンによる血圧上昇がある。腎血液量による圧調節は，本稿で述べた腎臓の血液量による圧調節機構のことであり，作用の発現は遅いが無限に続くとされている。アルドステロンは，血圧が低下したときに循環動態を変化させ，腎臓の体液系調節機構を調節するという重要な役割をもつ。

参考文献

1. Guyton, A.C., Coleman, T.G., Cowley, A.V.Jr., et al. (1972)：Arterial pressure regulation. Overriding dominance of the kidneys in long-term regulation and in hypertension. *Am. J. Med.*, 52：584-594.
2. Goldblatt, H., Lynch, J., Hanzal, R. F., et al. (1934): Studies on experimental hypertension. I The production of persistent elevation of systolic blood pressure by means of renal ischemia. J. Exp. Med., 59：347-379.

海外文献情報
Veterinary Circulation Research

獣医師・獣医循環器認定医・医学博士（循環器外科）
井坂光宏
酪農学園大学伴侶動物外科学Ⅰ准教授
DAiCVIM (Cardiology)

市販食を給餌されたゴールデン・レトリーバーにおけるタウリン欠乏症と拡張型心筋症

Taurine deficiency and dilated cardiomyopathy in golden retrievers fed commercial diets
Kaplan, J.L., Stern, J.A., Fascetti, A.J., et al., *PLOS one.* 2018; 13 (2); e0209112.
FREE https://journals.plos.org/plosone/article?id=10.1371/journal.pone.0209112

Abstract

〈はじめに〉 ゴールデン・レトリーバーはタウリン欠乏性拡張型心筋症が比較的多く，近年，詳細な検査が必要な症例が多い．

〈目的〉 第1の目的は，タウリン欠乏と拡張型心筋症を診断したゴールデン・レトリーバーの臨床症状，食事，心臓超音波検査結果を明らかにし，特定の食事との関連性を決定することである．第2の目的は健康なゴールデン・レトリーバーの代表的なサンプルにて全血タウリン濃度を決定することである．

〈動物〉 タウリン欠乏症と拡張型心筋症と診断した24例の飼育下のゴールデン・レトリーバーおよび52例の健康な飼育下のゴールデン・レトリーバーを対象にした．

〈方法〉 この多施設前向き観察研究では，初診時および経過観察中の心臓超音波検査，全食事，医療記録，および全血，血漿，血清タウリン濃度測定を実施し，初診時および経過観察中の心臓超音波検査項目を比較した．特定の食事およびタウリン欠乏，またはうっ血性心不全の関連性を評価した．また，健康なゴールデン・レトリーバーにおける低全血タウリン濃度の有病率を算出した．

〈結果〉 タウリン欠乏および拡張型心筋症と診断した24例の犬のうち23例で穀物なし，または，豊富な野菜，または，その両方の食事を給餌されていた．これらの食事は米国飼料検査官協会（AAFCO）による検査を受けていなかった．24例中23例の犬で心臓超音波検査にて顕著な改善を示し，食事の変更やタウリン添加後にタウリン濃度の正常化が認められた．うっ血性心不全（CHF）と診断した11例の犬のうち9例でうっ血が改善し，経過観察中に5例で利尿薬の休薬ができ，4例で利尿薬の用量を50％以上軽減できた．

〈結論〉 ある種の食事や食事の性質はタウリン欠乏と関連していた．ゴールデン・レトリーバーのタウリン欠乏や拡張型心筋症は食事性，代謝性，および遺伝性因子を含むさまざまな因子により発生すると考えられる．

Comment

タウリン欠乏と猫の拡張型心筋症（DCM）に関する報告は1990年代に多数の報告があり，その関連性に関して疑う余地もない．Small Animal Internal Medicineなどでも猫のDCM診断時にはタウリンの測定を推奨している．

しかし，犬のタウリン欠乏と心筋症に関する報告は2003年にタウリン欠乏とDCMの犬の12例の報告などはあるものの，非常に少ない．一方で，確かに，2013年にアイリッシュ・ウルフハウンドでDCMの有無による全血タウリン濃度の測定の報告があり，この報告では関連性は認められな

かったが，本研究は回顧的に検討したものではなく，前向きに検討したこと，このタウリンと心筋症，さらにうっ血性心不全などとの関連性を示したこと，そして以前家族性のタウリン欠乏 DCM の報告のあったゴールデン・レトリーバーを対象にしたことが素晴らしい。

心不全患者における血清カリウムと臨床成果：イギリスにおける 21,334 例のリスク計算の結果

Serum potassium and clinical outcomes in heart failure patients: results of risk calculations in 21 334 patients in the UK.
Linde, C., Qin, L., Bakhai, A., et al. *ESC Heart Failure.* 2019, doi: 10.1002/ehf2.12402.
FREE https://onlinelibrary.wiley.com/doi/epdf/10.1002/ehf2.12402

Abstract

〈目的〉現在のところ，ヨーロッパの心不全患者における低カリウム血症や高カリウム血症の臨床的負担，および血清カリウムと臨床的な有害事象の関連性に関し，いまだによく分かっていない。本研究の目的はイギリスの心不全患者における血清カリウム濃度と死亡率，心臓の主要な有害事象，およびレニン - アンジオテンシン - アルドステロン系阻害薬（RAASi）の休薬との関連性を検討することである。

〈方法と結果〉これは，2006～2015 年の間に臨床診療研究データリンクに登録されている初めて心不全と診断された患者に対する後ろ向き観察コホート研究である。7 日間カリウム濃度の変動がなく，なおかつ低カリウム血症と高カリウム血症は，血清カリウム濃度（＜ 3.5, ≧ 5.0, ≧ 5.5, ≧ 6.0 mmol/L）により定義した。ポアソン一般化推定方程式を利用したリスク方程式を血清カリウムと臨床結果（死亡，心臓の主要な有害事象，RAASi 休薬）に関連した調整した罹患率比を算出するために利用した。21,334 例の心不全患者において，1,969（9.2％），7,648（35.9％），2,725（12.8％），763（3.6％）の症例にて，血清カリウム濃度が＜ 3.5, ≧ 5.0, ≧ 5.5 および ≧ 6.0 mmol/L を経験していた。死亡率に対する調整 IRRs は血清カリウムと U 形状の関連性を示した。4.5 ～＜ 50 mmol/L の基準範囲以外で，死亡率に対する調整 IRRs は血清カリウム濃度を＜ 3.5, ≧ 5.0 ～＜ 5.5, ≧ 5.5 ～＜ 6.0, ≧ 6.0 mmol/L と分類した時では，1.98（95％信頼区間：1.69～2.33），1.23（1.12～1.36），1.35（1.14～1.60），そして 3.02（2.28～4.02）であった。主要な心臓関連の有害事象に対する IRRs は血清カリウム濃度と統計学的に著名な関連性を示さなかった。RAASi の休薬は血清カリウムと J 形状の関連性を示した。4.5 ～＜ 5.0mmol/L の基準範囲と比較し，調整 IRRs は血清カリウム濃度（＜ 3.5 mmol/L）の患者で 1.07（0.89～1.28）となり，血清カリウム濃度の上昇（≧ 5.5 ～＜ 6.0, ≧ 6.0 mmol/L）とともに，増加した（1.32：1.14～1.53, 2.19: 1.63～2.95）。

〈考察〉イギリスで新しく発症した心不全患者において，低カリウム血症や高カリウム血症は死亡率の増加と関連し，高カリウム血症は RAASi 休薬と関連性が認められた。我々の結果は心不全患者の医学的結果やその管理に関し，血清カリウムの潜在的な重要性を証明した。

Comment

　循環器疾患の場合，ナトリウム，浸透圧に着目することもあるが，カリウム濃度と心不全の関連性を示した点が医学からの報告であるが素晴らしい。このような論文を読むと，やはり循環器内科の領域で，電解質，浸透圧の考えの重要性を再認識させられる。若い先生には，そのような分野も成書が多数あるので，ぜひ読んでいただきたく思い紹介した。また，加えると，心臓/血管などの単独の循環器疾患も多数あるが，内分泌関係，呼吸器関係，肝臓関係，腎臓関係，といったようにさまざまな疾患から続発する場合も実際には多く存在するので循環器だけではなく，多臓器でも循環器疾患を捉えられるようになってほしいと切に思う。

イギリスの一次診療に来院した無症候性変性性僧帽弁疾患と推測された犬における病気の進行と関連する因子

Prognostic factors in dogs with presumed degenerative mitral valve disease attending primary-care veterinary practices in the United Kingdom.
Mattin, M. J., Boswood, A., Church, D. B., et al. *J. Vet. Intern, Med.*, 2018, doi: 10.1111/jvim.15251.

Abstract

〈背景〉 無症候性（ステージB）の変性性僧帽弁疾患（DMVD）の犬における病気の進行と関連した因子は一次診療施設において評価されていない。

〈目的〉 ステージBのDMVDと推測された犬において，血漿心臓バイオマーカー，臨床症状，身体検査所見と臨床的な進行（エンドポイントを利尿薬開始または心臓死のどちらかに達した時）と関連するか否かを評価した。

〈動物〉 イギリスの73の一次診療施設においてDMVDと診断された684例の犬を対象とした。また，利尿薬の投与を開始していない犬を対象とした。

〈方法〉 前向きコホート研究。一次診療の獣医師が臨床症状の有無や身体検査所見を記録した。基準となる血漿中のNT-proBNPや心筋トロポニンIを測定した。Cox回帰モデルはリスク因子の変動と臨床的な進行度との間の関連性に関し測定した。さまざまな項目に対する予後リスク因子を組み合わせることで，犬に対する生存可能性を予測するようパラメトリックモデルを作成した。

〈結果〉 血漿NT-proBNP，心拍数，心雑音強度，発咳の有無，キャバリア・キング・チャールズ・スパニエルであること，ピモベンダンを処方されていることが利尿薬開始や心臓関連死などの進行度と関連した。

〈結論〉 病気の進行に対し高いリスクを持つと同定されたステージBのDMVDの犬は頻繁な経過観察，詳細な診断評価が必要である可能性がある。また，同定された予後因子は，無症候性DMVDの犬のリスクを上昇させる。

Comment

　病気の進行度を捉えることは非常に大切である。この報告は一次診療施設から医療記録をもとに論文にしたものである。この報告の結論としてNT-proBNP，心拍数，心雑音強度，発咳の有無，キャバリア，ピモベンダン処方がある場合に注意する必要があることである。日本の場合には，日常的にNT-proBNPを測定している先生は少ないかと思うが，他の項目に関しては日常的に捉えられることだと思う。

　要するに，個人的にはさまざまな病態時での心臓超音波検査などの測定項目に着目するのではなく，症状や薬剤に着目した点が素晴らしいと思う。

機能的僧帽弁逆流症に対してMitra-Clipを用いた際の1年予後

One-Year Outcomes After MitraClip for Functional Mitral Regurgitation.
Ailawadi, G., Lim, D. S., Mack, M.J., et al. *Circulation*. 2019, 139(1): 37-47.

Abstract

〈背景〉　二次性僧帽弁閉鎖不全症（SMR）は器質的な僧帽弁疾患なしに発生する。左室の拡張やリモデリングとして起こるか，もしくはもっとも一般的には弁下組織の心尖部方向と外側への伸展およびその後に続発する輪状の拡張による，接合障害を伴う弁尖のテザリングとして起こる可能性がある。SMRに最適な治療は明らかになっていない。この研究は，EVEREST II (Endovascular Valve Edge-to-Edge Repair Study：エッジトゥエッジ血管内弁修復試験) 治験医療機器適応免除プログラムの一環として，MitraClip術を受けたすべてのSMR患者の1年予後判定を評価するために行われた。これは無作為臨床試験から構成されており，前向きのハイリスク例登録研究，そしてREALISM継続アクセス登録研究（MitraClipシステムに関する多施設研究）である。

〈方法〉　EVEREST IIに登録された3+もしくは4+のSMRに罹患した患者を手術リスクの高くないもの (non-HR) と手術リスクの高い（アメリカ胸部外科学会の死亡リスクが12%以上もしくはあらかじめ定義されたリスク要因を満たすものと定義）状態のもの (HR) に層別化した。1年目の臨床，心臓超音波検査，および機能的な予後について評価を行った。

〈結果〉　合計616人のSMRの症例（HRが482人，non-HRが134人；平均年齢73.3±10.5歳；アメリカ胸部外科学会リスクが10.2±6.9%）がMitraClipの施術を受けた。ベースライン時に，80.5%の症例がニューヨーク心臓協会による心機能分類 (NYHA分類) でクラスIII/IVであった。30日以内の主要な有害事象には死亡 (3.6%)，脳卒中 (2.3%)，そして腎不全 (1.5%) が含まれていた。退院時，88.8%はMRが2+以下であった。1年目には139人が死亡しており，カプランマイヤー法によって計算された死亡回避率は76.8%であった。生存患者の大部分 (84.7%) はMRが2+以下のままであり，NYHA分類でクラスI/II (83.0%) であった。カプランマイヤー法による1年生存率はHRの患者で74.1%であり，non-HRの患者で86.4%だった (P = 0.0175)。1年目に，両グループとも同程度のMRの低下 (MR ≦ 2+, 84.0%と87.0%) と，左室拡張終末期容積の改善 (-8.0mLと-12.7mL) を達成していた。一方で，NYHA分類のクラスI/IIの患者は，HRとnon-HRの患者のそれぞれ80.1%と91.8%であった (P = 0.008)。HRの患者では，施術前の12カ月と施術後の12カ月を比べると，心不全による年間の入院率が0.68から0.46に減少していた (P < 0.0001)。

〈結論〉　二次性僧帽弁閉鎖不全症の患者に対するMitraClipを用いた経カテーテル僧帽弁修復術は，容認可能な安全性で，MRの重症度を低下させ，症状を改善し，そして心室のポジティブリモデリングを引き起こす。

心臓弁のインターベンションにおけるClearSight®システムを使用した連続的で非観血的な血行動態のモニタリング：文献のレビューと一施設での経験

Use of the ClearSight® System for Continuous Noninvasive Hemodynamic Monitoring during Heart Valve Interventions: Review of the Literature and Single-Site Experience.
Gellert, G., Bramlage, P. *Heart Surg. Forum.*, 2018, 21(6):E476-E483.

Abstract

僧帽弁(MitraClip, BMV)，大動脈弁(TRVR, BAV)，三尖弁(MitraClip)，左心耳(Watchman, Lariat)，心房中隔(ASD/PFO閉鎖術)，冠動脈カテーテル術（ハイリスクPCI）などの構造的な心疾患に対するインターベンションでは，他の疾患に比べ，とりわけ患者の血行動態が不安定化するリスクが高く，継続的なモニタリングが必要となる。これは慣習的に動脈カテーテルと経肺熱希釈法により行われる。しかしながら，このような観血的な手法は時間がかかる上，学習曲線が急で，血管合併症を起こすことがあり，感染リスクを高める。カテーテルを用いた心臓弁のインターベンションが簡便化および改善されている現在の流れに沿って，このような状況での継続的な非観血的血行動態モニタリングの有用性を検討することは理にかなっている。現在までの2年間で筆者らのチームは，非観血的なClearSightシステムを用いた継続的な血行動態モニタリング下で，400例以上の弁治療を行ってきた。このシステムは，フィンガーカフと自動化されたボリュームクランプ法を統合させた，簡便な臨床的装置(EV1000NI)に基づいている。流通している市販の観血的なアプローチと比較してこの技術では，動脈圧(AO)と心拍出量(CO)がわずかに異なる結果になることが現在の証拠から示唆されているが，筆者らはこの偏りが許容範囲内であることを発見した。非観血的，観血的なアプローチの両方で，実際のCOと比べると同じ割合の誤差が生じた。また，どちらも急激な変化を一拍ごとに検出するため，応答時間はより短くなった。APとCOに加えて，このシステムは1回拍出量(SV)，1回拍出量変化量(SVV)，そして全身血管抵抗について最新の情報を提示するため，意思決定の補助として有用である。また，入院期間(LOS)の短縮や術後感染の減少，術後不整脈の減少，術後の腎不全の減少，術後のうっ血性心不全(CHF)の減少，そして再入院の減少など，術後の予後を改善する。加えて，システム設定が簡便であることが1日最大3時間の時間節約に結びつき，ひとつのチームで部屋を変更することなく追加で2～3回の心臓弁のインターベンションが可能になった。次の段階として，人工弁置換術における非観血的および観血的な血行動態のモニタリング技術について，患者の予後と対費用効果について比較する正式な研究が必要だろう。

新規の簡便な経カテーテルのエッジトゥエッジ僧帽弁修復術の豚モデルへの適応

A novel user-friendly transcatheter edge-to-edge mitral valve repair device in a porcine model.
Pan, W., Pan, C., Jilaihawi, H., et al. *Catheter Cardiovasc. Interv.* 2018, doi: 10.1002/ccd.27976.

Abstract

〈目的〉豚モデルにおける経カテーテルのエッジトゥエッジ僧帽弁形成術に対するValveClampシステムの実用性と安全性を評価するために行った研究である。

〈背景〉ValveClampシステムは，新規の経心尖デリバリーによるエッジトゥエッジ僧帽弁修復システムであり，術式の簡略化を目的としてデザインされた。

〈方法〉13頭の若い成熟豚が研究に使われた。心外膜心臓超音波ガイド下にて，経心尖アプローチによる処置を行った。

〈結果〉急性期手技成功率は，92.3%（12/13）であった。カテーテル操作時間は，わずか18.5±8.2分であった。4頭の豚は，処置から14日目にシステムを除去した。1頭の豚は，肺炎のため20日目に死亡した。その他の8頭の豚は，実験のエンドポイント(140日)まで生存した。重度の僧帽弁障害を呈した豚はいなかった。全体的な所見から，1頭を除くすべての豚においてクランプ装置はしっかりと取り付けられており，重複僧帽弁口を形成していた。エンドポイントまで生存した8頭の豚において，クランプ装置は完全に内皮細胞で覆われていることが確認された。13頭の豚のどれも，感染性の心内膜炎や血栓症，弁機能障害には罹患しなかった。僧帽弁逆流(MR)を作成した2頭の豚では，装置の移植後MRの程度が重度から微量まで減少した。

〈結論〉　ValveClamp の使用は，経カテーテルのエッジトゥエッジ僧帽弁形成術を施術する上で，豚モデルにおいて実用性があり安全である。このシステムは，新規の使いやすいシステムとして MR の治療に適用できる可能性がある。

肥満関連の JunD の活性化による心筋の脂質蓄積と代謝性心筋症の促進

Obesity-induced activation of JunD promotes myocardial lipid accumulation and metabolic cardiomyopathy.
Costantino, S., Akhmedov, A., Melina, G., et al. *Eur. Heart J.* 2019, doi: 10.1093/eurheartj/ehy903.

Abstract

〈目的〉　代謝性心筋症(MC)は心筋内のトリグリセリド(TG)の蓄積と脂肪毒性による障害を特徴とし，肥満患者での心不全の新たな原因である。しかしながら，そのメカニズムは十分には理解されていない。アクチベータータンパク質1（AP-1）に属している JunD は近年，肥満マウスの肝臓脂質代謝における重要な調節因子として同定された。この研究では，肥満関連 MC における JunD の役割について検討した。

〈方法と結果〉　食事性肥満(DIO)マウスの心臓において JunD の転写活性が増加しており，心筋の TG 蓄積や左室(LV)機能不全と関連していた。JunD の欠損した肥満マウスは MC に対して保護されていた。DIO の心臓において，JunD は PPARγ のプロモーターに直接結合し，それによって TG の合成，取り込み，加水分解，貯蔵に関わる遺伝子（例えば Fas, Cd36, Lpl, Plin5）の転写を可能にする。痩せたマウスにおける JunD の心特異的な過剰発現は，PPARγ の活性化や心筋脂肪症，機能不全につながるため，MC 表現型に似る。新生子ラットの心室筋細胞をパルミチン酸に曝露したものと同様に DIO 心臓では，Ago2 免疫沈降法とルシフェラーゼアッセイによって JunD が miR-494-3p の直接的な標的であると示された。実際に，肥満マウスの心臓では miR-494-3p がダウンレギュレートされており，一方で過剰発現は JunD/PPARγ のシグナル伝達を阻害することで脂肪毒性による障害を防ぐ。非肥満のコントロールと比べて，肥満患者の心筋検体における JunD と miR-494-3p は調節不全に陥っており，心筋の TG 含量，PPARγ 依存性遺伝子，心臓超音波検査における LV 機能不全の指標と相関があった。

〈結論〉　miR-494-3p/JunD は肥満関連 MC に関与する新規の分子軸である。これらの結果は，肥満患者における LV 機能不全の予防および治療に関する新しい取り組みへの道を開くだろう。

先天性肺動脈弁狭窄症のフレンチブルドッグにおける特徴的な所見と生存期間：66 症例の前向きコホート研究

Specific features and survival of French bulldogs with congenital pulmonic stenosis: a prospective cohort study of 66 cases.
Chetboul, V., Damoiseaux, C., Poissonnier, C., et al. *J. Vet. Cardiol.* 2018, 20(6):405-414.

Abstract

〈導入〉　この研究の目的は，先天性肺動脈弁狭窄症のフレンチ・ブルドッグ(FBs)に関して，疫学的な，臨床的な，そして心臓超音波上の特徴を記述し，生存期間と心臓関連死(CD)に関するリスク因子を明らかにすることである。

〈動物〉　先天性肺動脈弁狭窄症の 66 頭の FBs が研究に含まれた。

〈方法〉　CD までの期間を評価するための生存分析を含む，前向きコホート研究。

〈結果〉　ほとんどの症例で(53/66, 80%)，少なくとも2カ所の閉塞性病変が観察された。もっとも多かったのは，弁もしくは弁上での閉塞(42/66, 64%)で，肺動脈幹の形成不全が 40/66 (61%) の症例で認められた。ドプラ由来の経狭窄部圧勾配ピーク(ΔP)の中央値は，非常に高く，170mmHg であった（範囲は 34 から 291mmHg）。また，FBs の 33% において ΔP が

200mmHg以上であった。外科的な弁形成術を受けず，追跡調査が可能だった51頭のFBsのうち，21頭（41%）が死亡したが，その67%（14/21）がCDによるものであった。診断からCDまでの中央生存期間は2.8年（四分位範囲が0.8から4.6）であった。単変量コックスハザード比例分析によれば，年齢（ハザード比[HR]が1歳齢増加ごとに2.3；p = 0.02)，来院時の臨床症状（HRが3.7；p = 0.03），ΔP（HRが10mmHg増加ごとに1.2；p = 0.01），右室拡張（HRが5.0；p = 0.04），重度の三尖弁逆流（HRが7.6；p = 0.001)，およびうっ血性右心不全（HRが4.8；p = 0.05）がCDまでの期間と関連していた。年齢とΔPで補正したところ，三尖弁逆流がCDまでの期間と有意に関連する因子として残った（HRが5.1；p = 0.02）。

〈結論〉 FBsにおける肺動脈弁狭窄症は一般的に重度で複雑であり，ほとんどの症例で少なくとも2カ所の閉塞性病変部があり，肺動脈幹の形成不全やCDの発生率が高く，予後と三尖弁逆流の重症度に強い関連が認められる。

犬および猫における無線ボディセンサーを用いた心電図検査

Wireless body sensor for electrocardiographic monitoring in dogs and cats. Brložnik, M., Lika,r Š., Krvavica, A., et al. *J. Small Anim. Pract.* 2018, doi: 10.1111/jsap.12963.

Abstract

〈目的〉 心疾患もしくは全身疾患を原因とする不整脈を疑った36頭の犬と4頭の猫から，無線センサーによって得られた心電図データの診断的有用性を評価する。

〈材料と方法〉 無線の心電図の記録は，前胸部の2つの電極に結合した心電図センサーから，ローパワーブルートゥース技術によりスマートデバイスに接続して得た。心拍数，心調律，P-QRS-T波の持続時間をVisECG®ソフトウェアにより評価した。15～30分の無線記録を，通常の心電図と比較した。さらに，10頭の犬と4頭の猫では無線センサーを用いて，自宅での24時間連続で心電図のモニタリングを行った。

〈結果〉 通常の心電図と比較すると，心拍数および各波の持続時間について同等の結果が得られた。記録時間がより長かったため，不整脈を持つ症例の50%（30頭中15頭）では無線装置においてより多くの不整脈が診断された。犬が安静にしているとき，立っているとき，歩いているときには満足な記録が得られたが，激しい運動の最中に無線の心電図の信号を解釈するのは不可能だった。

〈臨床的意義〉 無線の心電図モニターは，心拍数，不整脈，心電図波形の持続時間を同定する際に，正確で信頼のおける手法である。無線センサーではモニター時間が延長したため，不整脈の診断率がより高くなった。この装置は，犬猫の心調律の長期モニタリングを行う際によい選択肢となるだろう。

非代償性および代償性の肥大型心筋症の猫において好発する心室性不整脈のホルター心電図による実証

Holter monitoring demonstrates that ventricular arrhythmias are common in cats with decompensated and compensated hypertrophic cardiomyopathy. Bartoszuk, U., Keene, B. W., Baron Toaldo, M., et al. *Vet. J.* 2019, 243: 21-25.

Abstract

不整脈は猫において心疾患を複雑化することがあり，突然死の原因となり得る。この研究の目的は，非代償性（dHCM）もしくは代償性の肥大型心筋症（cHCM）に罹患した猫において，心不整脈の存在とその性質を評価し，血清トロポニンI（cTnI）濃度と不整脈の存在や重症度との間に潜在的な相関関係があるか確認することである。41頭の飼い猫について調査した。うち16頭がcHCM，15頭がdHCMで，10頭が健康なコントロールの猫である。一般身体検査，心臓超音波検査，cTnIと24時間ホルター心電図検査をすべての猫に行い，胸部X線検査をdHCMの猫に行った。両HCM群の猫は最初のホルター検査から1年間の経過を観察した。24時間の心室性期外収縮（VPCs）の回数の中央

値（範囲）は dHCM の猫で 867 回（1～35,160），cHCM の猫で 431 回（0～18,919），健康なコントロールの猫で 2 回（0～13）であった。心室性頻拍（VTach）の発生回数の中央値は dHCM の猫で 0 回（0～1497），cHCM の猫で 0.5 回（0～91）であった。VPCs や VTach の発生回数，心拍数について HCM 群の間で差はなかった。血清トロポニン I は dHCM の猫でもっとも高値だったが，cTnI 濃度と不整脈の回数には相関性がなかった。31 頭の猫のうち HCM を持つ 13 頭が死亡したが，心室性不整脈の存在や重症度との関連は認められなかった。cHCM や dHCM の猫では，健康な猫に比べて心室性不整脈が好発しているが，この不整脈の存在や重症度は予後に関連していないようである。

さまざまな心不整脈を呈する犬の循環 miR-208a および -b のスクリーニング

Screening for Circulating MiR-208a and -b in Different Cardiac Arrhythmias of Dogs.
Noszczyk-Nowak, A., Zacharski, M., Michałek, *M. J. Vet. Res.* 2018, 62(3):359-363.

Abstract

〈導入〉 近年，新規の miRNA バイオマーカーの高い感度と特異度が，さまざまな疾患の早期診断と治療のモニタリングに利用されている。以前の報告では，マウスにおける miR-208 の異常な発現が，変行伝導や連続性不整脈の発生に結びつくことが示されている。しかし一方では，人間の心室性頻脈性不整脈を対象に健康な対照群と比較した研究において，梗塞のある心臓組織にて miR-208a のアップレギュレーションが示された。筆者らはさまざまな心不整脈を呈する犬の血清における miR-208a および -208b の発現に関して，前向きな調査を行った。

〈材料と方法〉 この研究には，心房細動（n = 8），心室性期外収縮（n = 6），伝導系障害（n = 7），および心疾患のない対照群としての犬（n = 7）の，合計 28 頭の犬が含まれている。血清検体から全 RNA を抽出し，miR208-a および -b と miR-16 を，cel-miR-39-5p の spike-in とともに qPCR と ddPCR を用いて分析した。

〈結果〉 miR-208a と miR-208b はどの検体にも発現していなかった。計算された ddPCR miR-16 相対発現（cel-miR-39 の spike-in で標準化）は，qPCR の結果と強い相関を示した（r = 0.82；P < 0.001）。

〈結論〉 この結果に関して，可能であれば犬の心臓における miR-208 の組織発現に焦点を当てたさらなる調査が必要である。

論文選・コメント・監訳・訳：井坂光宏
訳：村上佐和子（日本獣医生命科学大学）

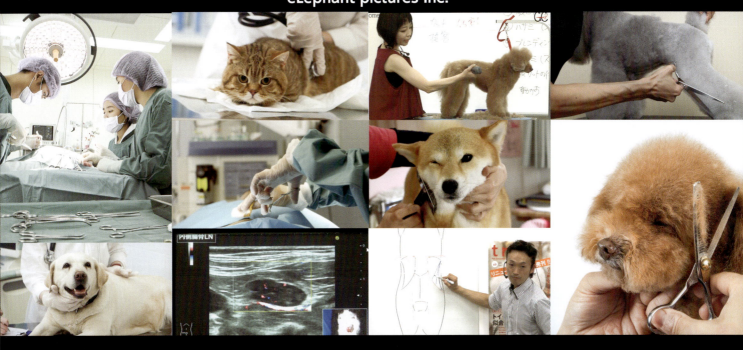

FOR PROFESSIONAL USE
Elephant TV best video source

ELEPHANT TV

エレファントTVは動物のプロフェッショナルのための動画配信サービス。
視聴した方誰でもが未経験、未体験の領域を疑似体験し
実際の現場に活かす事のできる、質の高いコンテンツをお届けします。

獣医師向けチャンネル VETS CHANNEL

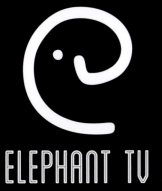

■ 未経験の手術を短時間で疑似体験!
→ ① 好きな時間に
　② 好きな場所で
　③ 好きな速度で　視聴できます。
　　（1.0/1.3/1.7/2倍）

■ 公開動画数業界最多!
→ DVD約600枚相当
　約150タイトル400コンテンツを公開中!
　さらに毎週新作動画が公開されます!

■ 検索機能をグレードアップ!
→ "観るサイト"から"調べるサイト"へと
　進化しました!

1ヶ月 ¥8,100〜（税込）
※年契約の場合

GC Groomers Channel Powered by trim

※画像はイメージです

1ヶ月 ¥2,227〜（税込）
※trimを定期購読して、
　GCを年契約の場合

**トップ技術をいつでも学べる、
グルーマーのための動画チャンネル**

基本的なスタイルの作り方やアレンジのコツ、最新スタイルの作り方まで、
トップグルーマーたちの技術を動画でわかりやすく解説。
グルーミング技術の他にも、専門獣医師による病気やケアの解説など、
trimと連動した役立つ情報が盛りだくさん!

初入会申込月 無料!
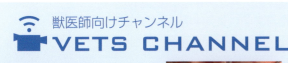
〈お支払いシミュレーション〉
4/1申込　無料期間　5/1 視聴期間　5/1 5月分支払い

各チャンネル視聴お申込方法　※お申込当日から視聴できます

エレファントTVにアクセス
https://e-lephant.tv/ → 会員登録（無料） → 購入完了 → 視聴開始!

運営会社　**株式会社エレファントピクチャーズ**
〒151-0062 東京都渋谷区元代々木町 33-8 2F
Tel 03-6407-9689（平日 10:00〜18:00）

お申し込み　エレファント TV 🔍検索
https://e-lephant.tv/
お問い合わせ　info@e-lephant.tv

特集 理解度チェックテスト

特集1 猫の心筋症の治療

1. 猫の心筋症の死亡リスクとして正しいものはどれか。
- A 心雑音が聴取される。
- B 左房拡大がある。
- C SAM が認められる。
- D 無症状である。

2. うっ血所見はどれか。
- A E/Em が低い。
- B E 波が低い。
- C S/D 比が高い。
- D A 波の持続時間が Av 波の持続時間よりも短い。

3. 以下の記述で正しいものはどれか
- A ARVC の猫に完全房室ブロックが発現した場合には，臨床症状が認められなくても，速やかにペースメーカ植込術を適用する必要がある。
- B 徐脈性不整脈の猫では，犬に比較して心室補充レートが速いことから補充調律による代償機能が有効に働くことが多い。
- C HCM の猫に認められる不整脈は心室頻拍が一般的であり，完全房室ブロックはほとんど発症しない。
- D RCM の猫に認められる不整脈は心房細動が一般的であり，完全房室ブロックはほとんど発症しない。

4. 以下の記述で正しいものはどれか
- A 胸水症を発症した猫では右心不全が疑われ，HCM の可能性は除外される。
- B 心雑音と肺水腫を認めるうっ血性左心不全が疑われる猫には，速やかに犬の弁膜疾患と同じ用量のループ利尿薬を投与する。
- C 左室内径が拡張し，左室収縮不全が認められる猫では DCM でない場合もある。
- D 猫の心筋症では疾患ごとに特異的な治療法が確立されているため，治療を開始する前に心筋症の型の分類を確定診断する必要がある。

正解は144ページです。

5. 肥大型心筋症を若齢で発症しやすい猫種はどれか
   A　ラグドール
   B　アメリカンショートヘア
   C　シャルトリュー
   D　ペルシャ
   E　メイン・クーン

6. 以下の生命予後の悪化と関連しないものはどれか
   A　僧帽弁収縮期前方運動
   B　もやもやエコー像
   C　左房拡大
   D　最大拡張期左室自由壁9mm以上
   E　胸水貯留

特集 理解度チェックテスト

特集2 循環器疾患の栄養管理

1. ACVIMのガイドラインでは，全員一致での食事管理の開始ステージはいつからか？
    A ステージBからナトリウム制限のみを開始
    B ステージCから
    C ステージDから
    D ステージAの早期から

2. 心臓悪液質時に発生する体構成成分の変化のうち正しい記述はどれか？
    A 体重の減少
    B ボディ・コンディション・スコアの減少
    C マッスルコンディションスコアの悪化
    D 上記のすべて

3. 悪液質の説明について，正しい記述はどれか？
    A 心臓悪液質は，適切な栄養補給さえすれば回復する
    B 悪液質は，慢性疾患に随伴する食欲不振が原因で発生する比較的単純な病態である
    C ヒトでは標準的な心不全の薬物治療は，心臓悪液質の改善に役立つ
    D 心臓悪液質では，体内で負の窒素バランスが起きているため，タンパク質が大幅に増量された食事を与えるべきである

4. 肥満時の脂肪細胞が分泌するアディポカインによって引き起こされる循環器への影響として関連のないものは次のうちどれか。
    A レプチンの増大は過度の交感神経刺激を引き起こし，心機能亢進や血管収縮を引き起こす。
    B TNF-αや遊離脂肪酸の分泌増大によりインスリン抵抗性が惹起され，高インスリン血症が腎でのNa^+再吸収を促進する。
    C 犬ではある酵素の活性が低いためLDLが増加しにくく，動脈硬化を起こしにくい。
    D レプチンの増大は過度の交感神経刺激を引き起こし，RAA系を活性化して血圧上昇を引き起こす。

正解は144ページです。

5. 各療法食についての記述で誤りは次のうちどれか。
    A 肥満療法食はカロリーを制限する一方で，ミネラルやビタミンが不足しないよう含量が調整されている。
    B 肥満療法食はカロリーを制限するためにタンパク質含量も低レベルに調整されているため，心不全に併発する腎障害にも対応できる。
    C 心臓病療法食は食事由来のナトリウムを低減することで心血管系への負荷を軽減するもので，他のフードと比較してもっとも低ナトリウム含量である。
    D 腎臓病療法食はナトリウム含量は一般食より低く，タンパク質も制限されている。

6. 避妊済みの肥満のない体重26.5kgのゴールデン・レトリーバー（4歳）に410kcal/100gのフードを給餌する場合，適切な給餌量は次のうちどれか。
    A 160.0g
    B 199.4g
    C 239.3g
    D 319.1g

7. 総合栄養食について正しいものを選べ。
    A 国内の総合栄養食の基準はAAFCO養分基準である。
    B 国内の総合栄養食の基準はNRC飼養標準である。
    C 動物病院で販売している療法食は，総合栄養食の基準を満たしている。
    D 総合栄養食の基準を満たしたホームメード食を作成することはできない。

8. 犬の慢性心臓弁膜症の栄養管理について正しいものを選べ。
    A 犬の慢性心臓弁膜症のホームメード食に，塩味を含む味付けは禁忌である。
    B ω6系多価不飽和脂肪酸であるEPAやDHAは循環器疾患に有用である。
    C 体重10 kgの犬では，ACVIMのステージCに推奨されるエネルギー量は約600 kcalである。
    D 体重10 kgの犬では，ACVIMのステージB1に推奨されるナトリウム量は生理食塩液で，およそ500mLである。

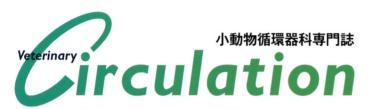

小動物循環器科専門誌

第8巻第1号 通巻28号

編集協力	日本獣医循環器学会
編集委員	田中　綾（東京農工大学） 松本浩毅（日本獣医生命科学大学） 岩永孝治（東京動物心臓病センター） 佐藤貴紀（白金高輪動物病院／中央アニマルクリニック）
発　行	2019年2月15日 （季刊　2,5,8,11月15日）
発行人	西澤行人
編　集	坪井保行
広告担当	佐久間明美 芹澤直人 植田民子 五十嵐時夫

AD index

株式会社日立製作所	60
Hippos	120
エレファントピクチャーズ	139

デザイン	龍屋意匠合同会社
イラスト	Creative Works KSt
印刷・製本	瞬報社写真印刷株式会社
組　版	Creative Works KSt
発行所	株式会社インターズー 〒151-0062 東京都渋谷区元代々木町33-8 元代々木サンサンビル2F
編集部	TEL：03-6407-9690 FAX：03-6407-9375 Email：circulation@interzoo.co.jp
ホームページ	https://interzoo.online （オンラインショップ） https://www.interzoo.co.jp （コーポレートサイト）

本誌の内容の一部または全部を無断で複写・複製・転載することを禁じます。
Copyright © 2019 Interzoo Publishing Co., Ltd. All Rights Reserved.

特集1　理解度チェックテスト
正解　1.B　2.D　3.B　4.C　5.E　6.A

特集2　理解度チェックテスト
正解　1.B　2.D　3.C　4.C　5.B　6.D　7.A　8.C

Veterinary Circulation 専用メールアドレス
本誌に関するご質問・ご意見・ご要望，投稿などに関する
お問い合わせはこちらまで

circulation@interzoo.co.jp

営業部（受注専用）
TEL：0120-80-1906（平日10：00〜18：00）　FAX：0120-80-1872（年中無休・24時間対応）